Angelika Toff

"Lümmeln? Nein, Danke!"

AF141262

Angelika Toff

"Lümmeln? Nein, Danke!"

Besteht ein Zusammenhang zwischen
Sitzflächenneigungen, Haltungkontrolle und
Hand/Armfunktion bei CP-Kindern?

Reihe Humanwissenschaften

Impressum / Imprint

Bibliografische Information der Deutschen Nationalbibliothek: Die Deutsche Nationalbibliothek verzeichnet diese Publikation in der Deutschen Nationalbibliografie; detaillierte bibliografische Daten sind im Internet über http://dnb.d-nb.de abrufbar.

Bibliographic information published by the Deutsche Nationalbibliothek: The Deutsche Nationalbibliothek lists this publication in the Deutsche Nationalbibliografie; detailed bibliographic data are available in the Internet at http://dnb.d-nb.de.

Coverbild / Cover image: www.ingimage.com

Verlag / Publisher:
AV Akademikerverlag GmbH & Co. KG
Heinrich-Böcking-Str. 6-8, 66121 Saarbrücken, Deutschland / Germany
Email: info@akademikerverlag.de

Herstellung: siehe letzte Seite /
Printed at: see last page
ISBN: 978-3-639-47075-8

Inhaltsverzeichnis

1 Einleitung

Die cerebral Parese (CP) ist ein weitläufiger Begriff und beschreibt eine Gruppe mit nichtprogressiven Haltungs- und Bewegungsstörungen. Die Ursachen einer CP sind multifaktoriell, gewöhnlich Ereignissen zugeordnet, die während früher Hirnentwicklung passiert sind. Dies verursacht lebenslange Läsionen und Anomalien.[1] Die Handfunktion ist oft die gravierendste Begleiterscheinung für Kinder mit einer CP. Es entsteht eine asymmetrische Entwicklung der Handmotorik und ist begründet durch die Gehirnschädigung. Im Laufe der Entwicklung des Kindes, wird diese Asymmetrie durch einen „Lernstillstand" der motorischen Fähigkeiten der betroffenen Hand verstärkt.[2] Mit der Zeit entwickelt sich das CP-Kind zu einem „ein-Hand-Experten".[3]

Kinder mit CP weisen vermehrt Schwierigkeiten in der groben- und feinen Handmotorik auf, diese Problematik wird zusätzlich durch eine Dysfunktion in der Haltungskontrolle beeinflusst.[4] Auch Gegenstände loszulassen fällt schwer[5]. Die Kombination von Spastizität, Dystonie, Aufmerksamkeits- sowie sensorisches und motorisches Kontrolldefizit sind die Gründe, warum es zu reduzierten funktionellen Möglichkeiten der oberen Extremität bei Kindern mit einer Hemiparese kommt.[6] Rönnqvist[2] hat festgestellt, dass nicht nur die nicht dominante Hand eine Bewegungsstörung aufweist, sondern auch die dominante (nicht betroffene) Hand.[2] In sitzender Position sind die Stabilitätsgrenzen größer als im Stand, deshalb verbringen diese Kinder die meiste Zeit in sitzender Position[4]. Ein primäres Ziel der Rehabilitationsinterventionen ist es ein Maximum an Funktionsfreiheit im Sitzen von Armen und Händen zu erreichen.[7] Es ist analysiert, dass ordentliches Sitzen (gute Haltungsaxialität und Stabilität), im speziellen die Stabilisation des Beckens und die Haltungskontrolle des Rumpfes, einen entscheidenden Faktor darstellt, spontane Bewegungskontrolle der oberen Extremität zu beeinflussen.[8] Zusätzlich ist nachgewiesen, dass eine Sitzflächenneigung die Sitzhaltung und die Funktion der oberen Extremität beeinflusst.[9,10,11,] Das Alter der CP-Kinder in den Studien, die sich mit Haltungskontrolle und Greif-/Loslassfunktion unter Einfluss von Sitzflächenneigung [15° posterior (post), 15° anterior (ant.)] befassen, ist zwischen 4 und 17 Jahren. [12,13,6,7] Van der Heide [14] beweist, dass die Qualität des Greifens abhängig ist vom Entwicklungsstand der Haltungskontrolle.[14] Im Alter von 4-7 Jahren sind die Bewegungsanpassungen und die Reifung der Haltungskontrolle bezüglich des Greifens noch nicht manifestiert.[15] Studien die sich mit dem Zusammenhang und/oder dem Einfluss der Sitzflächenneigung auf die Hand-Arm-Funktion bei CP-Kindern befassen, sind kinematische Studien.[14,15,13,16,6] Um CP-Kindern eine physiologische Basis zu schaffen ihre Haltungskontrolle erwachsenengerecht zu entwickeln und dadurch einen annähernd symmetrischen Einsatz der Hand-Armfunktion zu gewährleisten, ist es das primäre Ziel dieser Studie zu analysieren, ob sich, in einem bestimmten Stadium (zwischen 4 und 7 Jahren) der Haltungsentwicklung eine veränderte Sitzflächenneigung, auf den Greif-/Loslassvorgang der Hand-Armfunktion auf funktionellem Niveau (Jebsen-Taylor-Hand-Funktionstest/ JTF) auswirkt (siehe Kapitel 4).

Daraus entsteht die

Primäre Forschungsfrage:

Welchen Einfluss hat die ant. Sitzflächenneigung von 15° auf die Hand-Armfunktion von dominanter und nicht dominanter Hand bei CP-Kindern im Alter zwischen 4 und 7 Jahren?

Das sekundäre Ziel ist es nachzuweisen, ob sich die Differenz zwischen dominanter Hand und nicht dominanter Hand durch die Sitzflächenneigung verändert. Hieraus entwickelt sich die

Sekundäre Forschungsfrage:

Verändert sich die Seitendifferenz der Hand-Armfunktion zwischen dominanter und nicht dominanter Hand bei CP-Kindern im Alter zwischen 4 und 7 Jahren, durch die ant. Sitzflächenneigung von 15°?

1.1 Hermeneutischer Zugang zur Haltungskontrolle

Die Grundvoraussetzung, um tägliche Aktivitäten, wie Gehen oder Greifen zu bewältigen ist die Haltungskontrolle. In diesem Kapitel wird die Wichtigkeit der Haltungskontrolle und ihre Funktion erläutert.

Es kann davon ausgegangen werden, dass die Qualität des Greifens von der Eignung der Haltungskontrolle abhängig ist.[14] Haltung bezieht sich auf die Position der Extremitäten oder des ganzen Körpers. Die Haltungskontrolle weist die Möglichkeit auf, die Körperposition im Raum zu kontrollieren und sie schafft Stabilität und Orientierung. Haltungskontrolle beeinflusst nicht nur Sitzen und Stehen sondern auch die Möglichkeit eines adäquaten Bewegungsablaufes.[17] Das Vorschulalter (3-7 Jahre) ist eine Phase des Längenwachstums, die hohe Plastizität des wachsenden Körpers und der Körperhaltung fordert. In dieser Periode lernen Kinder für eine längere Zeit in einer sitzenden Position zu verharren und dabei Möbel wie Sessel oder andere körperunterstützende Systeme zu verwenden. Während dieser Zeit ist der wachsende Körper im Speziellen für unangepasste Haltung sehr sensibel. Sitzen ist ein Lernprozess, und die Basis der ausgereiften Haltung entwickelt sich zwischen dem 2.-7. Lebensjahr. Kinder zwischen 4 und 7 Jahren haben ein größeres Repertoire an Haltungspositionen verglichen mit Älteren, sie wechseln ständig ihre Position. In Summe wird eine Sitzposition im Alter zwischen 4 und 5 Jahren für 121-119 Sekunden und im Alter zwischen 5 und 7 Jahren für 169-186 Sekunden eingenommen.[18] Diese Entwicklungsphase der Haltung im Alter zwischen 4 und 7 Jahren wird von Schneiberg[15] bestätigt. Es ist bewiesen, dass angepasstes/ordentliches Sitzen (darunter ist eine gute Haltungsaxialität und Stabilität im Sitz zu verstehen und dass die Schwerkraftlinie über der Tuberositas ischiatica platziert ist)[9,18], besonders die Stabilisation des Beckens und der Haltungskontrolle des Rumpfes als wichtig anzusehen sind und entscheidende Faktoren darstellen um die obere Extremität spontan zu kontrollieren. Gleichermaßen kann sich eine instabile Unterstützungsfläche negativ auf die Entwicklung und das Verfeinern der motorischen Kontrolle der oberen Extremität auswirken[8]. Van der Heide[14] hat bewiesen, dass es einen Zusammenhang zwischen der Haltungskontrolle und der Qualität des Greifens gibt. Die Entwicklungsphase des Zusammenspiels zwischen Rumpf und Arm im Sitzen ist zwischen 4 und 6 Jahren[18]. Das entscheidende Alter, wann die Haltungskontrolle im Sitz am frühesten zu beeinflussen ist, variiert in der aktuellen Wissenschaft[4,19], die Autorin orientiert sich in dieser Studie nach Schneiberg[15], deshalb waren die Probanden zwischen 4 und 7 Jahren.

1.1.1 Neurophysiologie der Haltungskontrolle

Dieses Kapitel soll im Überblick näher erläutern, wie die neurophysiologischen Vorgänge und die Grundstruktur der Haltungskontrolle nachzuvollziehen sind.

Die Haltungskontrolle ist eine komplexe Aufgabe, womit das Nervensystem mit der Freisetzung der anteiligen Freiheitsgrade der beteiligten Muskeln und Gelenken jongliert.[20] In den kinematischen Studien der Haltungskontrolle[17,20-22] werden die Nackenextensoren und -flexoren, die thorakalen und lumbalen Extensoren, Mm Rectus femoris, Mm Rectus abdominis und die Hamstrings bewertet. Bei den Gelenken sind Schulter und Ellbogen von großer Wichtigkeit. Die Haltungskontrolle involviert die Kontrolle der Körperposition im Raum für die doppelte Bestimmung von Stabilität und Orientierung.[19] Das Nervensystem organisiert die Haltungskontrolle mit der Hilfe von Synergien. Haltungsanpassung wird als flexible Synergie betrachtet in welcher Bewegungsaufträge vorstrukturiert und den aufgabenspezifischen Konditionen angepasst werden.[23]

Forssberg und Hirschfeld[24] studierten die Haltungsanpassung während des Sitzens bei Erwachsenen, und formulierten ein funktionelles Modell der Organisation der Haltungsanpassung – die sogenannten zentralen Mustergeneratoren (**central pattern generator CPG**) – dieser Ausdruck beschreibt die neurale Organisation von rhythmischen Bewegungen wie Lokomotion, Atmung und Kauvorgang.

Die CPG zählen zu den motorischen Programmen. Dieser Begriff repräsentiert neurale Verbindungen die stereotyp und festverdrahtet ablaufen.[19] Die CPG beziehen sich auf ein neurales Netzwerk um die Aktivitäten vieler Muskeln zu koordinieren[20], hier sind es die Muskeln der Haltungsanpassung. Das Aktivitätslevel wird kontrolliert von reticulospinalen Neuronen, welche segmentale afferente Informationen für die Weiterleitung modulieren. Wesentlich für das CPG-Modell der Haltungsanpassung sind zwei Ebenen :

Die erste Ebene ist die Basis der richtungsspezifischen Haltungsmuster. Unter richtungsspezifisch wird verstanden, dass bei einem Störfall der Körperbalance von dorsal eine Vorwärtsbewegung des Körpers mittels Reaktionsmustern an der dorsalen Körperseite ausgelöst wird. Wenn ein Störfall von vorne wirkt, wird eine Rückwärtsbewegung als Reaktionsmuster auslöst und die ventralen Muskeln werden aktiviert. Die Präsenz der richtungsspezifischen Reaktionsmuster im Säuglingsalter resultiert darin, dass der Kreislauf in der ersten Ebene des CPG-Models angeboren ist. Im Laufe der Entwicklung nimmt die Anzahl der Reaktionsmuster ab, das ergibt wiederum eine Auswahl von den am meisten aktivierten Reaktionsmustern der Agonisten (Bein, Rumpf und Nackenmuskeln). Diese Selektion erfordert Erfahrungswerte, diese sind geleitet durch Kopfstabilisation und täglichem Balancetraining. Ab dem Alter von 9-10 Monaten entwickelt sich aus der Rückwärtsneigung eine initiale Sitz-(Becken)position.[20] Somatosensorische Informationen aktivieren durch die Beckenrotation richtungsspezifische Muskeln (Agonisten) bei sitzenden Erwachsenen. CP-Kinder mit einer schweren Ausprägung erreichen meist nur die erste Ebene der CPG.[17]

Die zweite Ebene ist die Feinabstimmung der basalen Muskelaktivierung für den Grundinput der multisensorischen Afferenzen von somatosensorischem, visuellem und vestibulärem System. Diese Adaptation, oder Modulation kann auf verschiedenen Wegen erreicht werden, zum Beispiel bei einem Wechsel der

Anordnung wie die Agonisten aktiviert werden (z.B. in einer caudal-cranial Sequenz bei gesunden Kindern oder umgekehrt bei CP-Kindern in einer cranial-caudal Sequenz) [20] Das CPG ist lokalisiert im Rückenmark. Der Hirnstamm spielt eine wichtige Rolle in der Musterinitiierung, andere spinale und supraspinale Zentren sind involviert in der Musterentwicklung.[21]

Um Haltungsstabilität, es wird auch als Balance beschrieben, zu erlangen, gibt es die Möglichkeit den Körperschwerpunkt (COM – Center of mass) zu kontrollieren, die mit der Unterstützungsfläche in Beziehung steht. Repräsentiert wird die Haltungsstabilität durch den Druckmittelpunkt (COP – Center of pressure) und den Körperschwerpunkt (COM). Es wird angenommen, dass das COM eine Variable ist, die vom Ordnungssystem der Haltungskontrolle kontrolliert wird.[19] Das Kontrollsystem der Haltungskontrolle wird im Abschnitt 1.4. näher angeführt.

Schneiberg[15] weist drei Denkansätze zur Bewegungsentwicklung auf. Die Konsequenz der Reifung des Nervensystems ist beeinflusst von internen Wechselwirkungen im Organismus. Zur Interaktion der Wahrnehmungsprozesse und der Entwicklung gehören die Reifung des Nervensystems, der geistige Entwicklungsprozess und die wechselnde Beeinflussung durch die Umwelt.[15]

Die Haltungskontrolle beinhaltet nicht nur Sitzen und Stehen, sondern auch die Möglichkeit eines adäquaten Bewegungsablaufes.[17] Normal entwickelte Kinder, erlernen in den ersten 10 Jahren, Rumpf und Armbewegungen für funktionelle Aktivitäten zu regulieren. Antizipatorische Kontrollstrategien sind im Alter von 4 Jahren schon präsent.[15] Die Experimentierphase der Sitzpositionen kann im Alter zwischen 4-7 Jahren angesiedelt werden.[18] Das Alter zwischen 4 und 7 Jahren stellt auch für die Koordination von Hand– und Augenbewegungen eine wichtige Entwicklungsperiode dar. In dieser Phase werden Aufgaben/Objekte fixiert, da die Wahrnehmung der Objektorientierung im Raum gereift ist.[15] Wie in diesem Kapitel sehr deutlich dargestellt, ist das Alter zwischen 4 und 7 Jahren sehr prägnant für die Haltungskontrolle. Die Haltungsorientierung, ist definiert als die Möglichkeit des Zusammenspiels zwischen dem Körper und seiner Umgebung in der Aufgabenstellung.[6] WissenschaftlerInnen verwenden die Interaktion zwischen COP und COM als einen Richtwert der Effektivität der Haltungskontrolle.[6]

1.1.2 Variabilitäten der Haltungskontrolle

In diesem Unterkapitel wird der Terminus Variabilität erklärt und die Entwicklung der Variabilitätsphasen bei Kindern erläutert.

Unter Variabilität versteht man die Möglichkeiten, den Körper im Raum in Position zu halten. Es ist die Voraussetzung für alle Tätigkeiten die wir tun. Diese setzen eine Haltungskontrolle voraus. Darunter wird verstanden, dass alle Aufgaben einen Orientierungskomponenten und einen Stabilitätskomponenten aufweisen. Die Voraussetzungen für Stabilität und Orientierung variieren mit der Aufgabe und der Umwelteinflüsse.[19] In der normalen Entwicklung der Haltungsanpassung während des Sitzens sind zwei Phasen bedeutend.

Die primäre Variabilitätsphase ist charakterisiert in richtungsspezifischen Haltungsmustern, welche nicht aufgabenabhängig adaptiert werden können („Vorsitzalter" 9-10 Monate). Während dieser Phase, und Anlehnung der folgenden

Phase, kommt eine Selektion der kompletten Reaktionsmuster zum Einsatz. Für die kurze „toddling"-Phase ist der unflexible Einsatz der kompletten richtungsspezifisch Haltungsmuster und ein hohes Level an Antagonisten-Aktivität. Es erfordert eine hohe energiebeanspruchende Haltungsanpassung. Während dieser Phase liegt der Anpassungsfokus im Schließen der Unterstützungsfläche, d.h. die caudalen Muskeln werden aktiviert. Diese Phase erstreckt sich im Zeitraum von 9-10 Monaten und von 2,5 bis 3 Jahren.

Für die sekundäre Variabilitätsphase kehrt die Variabilität der richtungsspezifischen Haltungsmuster wieder. Die Haltungsanpassung ist weniger energieaufwändig und stellt eine variable Aktivität von Agonisten und Antagonisten der Haltungsmuskulatur dar. Diese Phase beginnt mit drei Jahren und entwickelt sich mit zunehmendem Alter weiter[20] CP-Kinder haben Schwierigkeiten ihre Haltung an die Umwelt und ihren Anforderungen adäquat anzupassen.

1.1.3 Kontrollsysteme der Haltung

Im Folgenden wird auf die Kontrollsysteme der Haltung eingegangen, da es bei Bewegungen zu einer Destabilisation der Haltung von externen Kräften kommen kann und diese erfordern eine schnelle Reaktion um diesen Kräften entgegenzuwirken.

Es werden zwei Kontrollsysteme verwendet um das Gleichgewicht unter jeglichen Umständen zu erhalten, die feed-back-Kontrolle und die feed-forward-Kontrolle.[19] Diese Funktion ist auch beim Greifvorgang (beim Hochheben eines Gegenstandes) von bedeutender Wichtigkeit. Bei Kindern ist dieser Vorgang erst im Alter zwischen 8 und 10 Jahren ausgereift.[25] Die Kontrolle der Haltung involviert die Kontrolle, die nötig ist, um die Körperposition für zwei

Ziele im Raum zu halten, für Stabilität und Orientierung. Diese beiden erfordern ein komplexes Zusammenspiel von muskuloskeletalen und neuralen Systemen. Muskuloskeletale Komponente inkludieren Gelenksbeweglichkeit, spinale Flexibiltät, muskuläres Verhalten und biomechanische Beziehungen unter verbundenen Körpersegmenten.[19] Zwei Kontrollsysteme (Kompensation oder feed-back Kontrolle und Anpassungs- oder feed-forward Kontrolle) können eingesetzt werden. Feed-back Kontrolle bezieht sich auf die Haltungskontrolle und reagiert auf eine sensorische Information (visuell, vestibulär oder somatosensorisch) einer externen Störung.[19] Wenn störende Kräfte in einer willentlichen Bewegung eintreten und sie nicht erwartet werden, werden Kompensationsstrategien eingesetzt, genannt Interaktion.[4] Die Destabilisation des Rumpfes durch externe Kräfte (instabile Unterstützungsfläche) erfordert eine schnelle Reaktion um den Kräften entgegenzuwirken (feed-back), hingegen eine Destabilisation durch absichtliche Bewegungen (Greifen) kann eingeschätzt und erwartet werden (feed-forward).

1.2 Hand-Arm-Funktion bei Normkindern

Im JTF sind verschiedene Aufgaben unterschiedlichen Anforderungen des Greifens und der Rumpf-Arm-Koordination gefordert (siehe Kapitel 2). Um ein besseres Verständnis der physiologischen Bewegungsabfolge des Greifens zu haben, wird in diesem Kapitel näher auf den Greifvorgang eingegangen und in zweiter Folge der Zusammenhang zwischen Rumpf und oberer Extremität angeführt.

1.2.1 Entwicklung des Greifvorganges

Die Entwicklung der motorischen Fähigkeiten der Handbewegung (Greifen und Manipulation von Gegenständen) hat im täglichen Leben eine fundamentale Wichtigkeit um mit der Umwelt zu interagieren. Es gibt zwei Unterteilungen des Greifvorganges, „das Erreichen und das Ergreifen". Zuerst muss die Hand den Bereich des Gegenstandes erreichen. Dann wird der Griff nach der Größe, Form, Richtung und den voraussichtlichen Gebrauch des Gegenstandes adaptiert. Um den Greifvorgang durchzuführen und erfolgreich einen Gegenstand benutzen zu können, muss die Möglichkeit gegeben sein, die Finger unabhängig voneinander bewegen zu können. (Im Neugeborenenalter scheinen die Fingerbewegungen verbunden zu sein, bewegt wird mit Flexions- und Extensionssynergien). Unabhängige Fingerbewegungen (wenn die Flexionssynergie – Greifreflex – unterbrochen wird und Daumen, Zeigefinger und die ulnaren Finger isoliert voneinander bewegt werden können, dies ist ab dem dritten Lebensjahr entwickelt) sind notwendig um verschiedene Griffe (z.B. Pinzettengriff) zu entwickeln und Gegenstände zu benützen. Isolierte Kontrolle der Finger, z.B. angeborene Synergien zu unterbrechen in welcher sich alle Finger bewegen, sind abhängig von einem intakten motorischen Kortex und einem intakten cortico-spinal Trakt. Die interne Abhängigkeit der Fingerbewegung beginnt sich im Alter von sechs Jahren abzubauen.[25] Die Entwicklung des Erreichens eines Gegenstandes und manipulative Fähigkeiten beginnen in der frühesten Kindheit und sind teilweise auch angeboren. Zum Beispiel die Fähigkeiten, Gegenstände im Raum zu lokalisieren und den Arm in diese Richtung zu bewegen sind in einer rudimentären Form seit der Geburt vorhanden. Frühe Greifbewegungen sind weder präzise noch gleichmäßig. Mit 3 Jahren sind die Greifbewegungen verglichen mit Erwachsenen nicht geradlinig, dies verbessert sich mit dem zunehmenden Alter.[15]

1.2.2 Rumpf-Arm-Koordination

Normal entwickelte Kinder eignen sich die Fähigkeiten des Zusammenspiels zwischen Rumpf und Armbewegungen für funktionelle Aktivitäten in den ersten 10 Jahren ihres Lebens an.[15] Absichtliches Greifen wird beobachtet mit ca. 4 Monaten, wenn Kinder nach einem Objekt mit der ganzen Hand greifen. Diese Bewegungen sind charakterisiert durch umfangreiche Variabilität und ungeregelte Bewegungsabläufe. Während der frühen Entwicklung des Kindes beherrscht die Rumpfrotation die Ellbogenextension in der Bewegung der Hände zum Objekt. In der weiteren Entwicklung der Kindheit (8-12 Jahre) ist während der Aufgabe des Erreichens die Schulter in einer Flexionsbewegung, um zum Objekt zu gelangen. Der Ellbogen ist vorerst in einer Flexionsbewegung, um den Arm z.B. vom Tisch zu entfernen und geht dann in eine Extension über.[26] Startet die Bewegung des Erreichens von einer vermehrten Retroflexion des Armes und einer vermehrten Ellbogenflexion, ist die Bewegungseinheit des Erreichens von Gegenständen kleiner und die Bewegungen der Kinder werden langsamer.[14] Das bedeutet eine aufrechtere Haltung erhöht die Bewegungseinheit des Erreichens und sie werden schneller. Kinder haben, im Vergleich zu Erwachsenen, einen signifikanten Anstieg der Bewegungsamplitude vom Rumpf in allen Ebenen (frontal, sagittal, horizontal) beim Greifvorgang. Sie starten die Rumpfbewegung zu Beginn der Bewegung zum Endziel (Gegenstand) und die Rumpfbewegung endet nach dem Erreichen des Endzieles. Auch sind Kinder im Vergleich zu Erwachsenen langsamer im Greifen und Loslassen von Gegenständen.[15] Überraschenderweise, sind die Haltungsreaktionen von Kindern zwischen 4 und 6 Jahren im Generellen, langsamer und unbeständiger als bei Kindern im Alter von

15 Monaten bis 3 Jahren, von 7 bis 10jährigen Kindern oder Erwachsenen. Anscheinend entsteht in dieser Phase ein Umschwung in der Organisation der Haltungsreaktion, durch vermehrten Körperwachstum.[19] Diese extreme Wachstumsperiode wird von Voigt im Alter zwischen 3 und 7 Jahren beschrieben.

1.3 Die Cerebral Parese

Die CP ist die am meisten auftretende körperliche Störung in der Kindheit, mit einer Prävalenz in den westlichen Ländern von 2-2,5 pro 1000 Kinder. Die Störung wird mit dem Terminus CP festgelegt, er ist jedoch sehr heterogen, sowohl in den klinischen Symptomen als auch in der Läsion, die diese Symptome verursacht.[4]

1.3.1 Definitionen der Cerebral Parese

In diesem Abschnitt sind einige Definitionen über die CP beschrieben, wie sie in der klassischen Literatur zu finden sind. Einige davon sollen hier näher erläutert werden. Viele Definitionen umfassen eine weite Auswahl von Pathologie und klinischen Erscheinungsbildern die in weiterer Folge eine entwicklungsmotorische Störung aufweist und diese kann in der Ethiologie, Manifestation, Schweregrad, Prognose und Komorbitität variieren.

Carlberg E[4], die sich in vielen Studien mit der Entwicklung der Haltungskontrolle bei cerebral paretischen Kindern befasst, definiert folgendermaßen:

> „Cerebral palsy describes a group of developmental disorders of movement and posture, causing activity restrictions or disability that are attributed to disturbances occurring in the fetal or infant brain. The motor impairment may be accompanied by a seizure disorder and by impairment of sensation, cognition, communication, and/or behavior."[4]

Übersetzung der Autorin:

> „Zerebralparese beschreibt eine Gruppe von Entwicklungsstörungen von Bewegung und Haltung, begründet auf Aktivitätseinschränkungen oder Behinderungen, diese treten zusätzlich zu Veränderungen im fetalen oder kindlichen Gehirn auf. Die motorische Beeinträchtigung kann zusätzlich durch ein Anfallsleiden und durch eine Einschränkung der Sinneswahrnehmung, Kognition, Kommunikation und /oder Verhalten begleitet sein."

Mackey[13], beschreibt in ihrer Studie die CP als eine primäre Funktionsstörung der Bewegung und der Haltung, mit dem Erscheinungsbild von oberen Motoneuronenzeichen und Symptomen, Spastizität, Muskelhypertonie, Hyperreflexie, Muskelschwäche und wenig selektive Muskelkontrolle.[13] McClenaghan[8], wird konkreter und erklärt, dass Kinder mit einer CP oft den Zusatz von abnormalen Synergien, Reflexen und Tonus haben, welche den spontanen Bezug der motorischen Kontrolle zu den Extremitäten verhindert und durch wenig Haltungskontrolle skeletale Deformitäten entwickeln.[8] Hadders-Algra[16], geht gezielt auf die Problematik der Haltungskontrolle bei CP-Kindern ein. Sie führt an, dass Kinder mit einer CP oft beeinträchtigt sind durch eine Dysfunktion der Haltungskontrolle.[16] Auch Liao[7], beschäftigt sich konkret mit der Problematik der beeinträchtigten Haltungskontrolle bei CP-Kindern ein und betitelt dies als das Hauptproblem, eben mit. der Begründung, dass diese Kinder hauptsächlich in sitzender Position verweilen, da die geringe Unterstützungsfläche im Stand sehr hohe Anforderungen an die Anpassungsfähigkeit der Haltungkontrolle stellen.[7] Nwaobi[27], hat erkannt, dass ein adaptierter Sitz eine signifikante Rolle als Zusatz zur Behandlung für Kinder mit moderater und schwerer CP darstellt.[27]

Nach dem Internationalen Klassifikationsmodell von Funktionalität, Körperbehinderung und Gesundheit (ICF), sind die funktionsabhängigen Komponenten, Körperstruktur/Körperfunktion, Aktivität und Wahrnehmung. Diese Komponenten sind miteinander vernetzt, so, dass bei einer Veränderung die anderen ebenfalls in einer nichtlinearen Art und Weise beeinflusst werden. Das heißt, diese oben angeführten Komponenten sind beeinflusst von der Umwelt und von zahlreichen persönlichen Faktoren.[28] Umweltveränderungen, wie adaptives Sitzen, werden klinisch angewendet um die Haltungskontrolle zu verbessern.[1]

1.3.2 Klassifikationsschemata der Cerebral Parese

In Folge werden nun gängige Klassifikationschemata der CP vorgestellt. An dieser Stelle sollen nun die zwei für die Arbeit am sinnvollsten, übersichtlichsten und standardisiertesten angeführt werden.

Abbildung 1: SCPE=Surveillance of cerebral palsy in Europe (Übersicht über die CP in Europa)

Klassifikationschema für CP- Kinder	
SCPE Subtype	
Spastic	Unilateral
	Bilateral
Ataxie	
	Ataxie
Dyskinesie	
	Dystonie
	Choreoathetose
Nicht klassifizierbar	

Viele CP-Kinder wurden aufgrund ihrer Entwicklungsstörung untersucht, um einen Messmittelwert herauszufinden. Vorerst wurden die Schweregrade der CP eingeteilt in 1) mild 2) moderat und 3) schwer.[29]

Mit dem Gross Motor Funktion Test (GMFM) oder (GMFCS) wurde ein valider und reliabler Test entwickelt, wie in Tabelle 2 ersichtlich.[29]

Abbildung 2: Gross Motor Function Classification System. Messung und Klassifikation motorischer Funktionen

	Level I	Level II	Level III	Level IV	Level V
lieg./roll. %					
sitzen %					
krab./knie. %					
stand %					
geh./lauf./hüpf					
total. Score %					

lieg/roll= liegen und rollen, krab./knie.=krabbeln und knien,, geh./lauf./hüpf.=gehen/ laufen/hüpfen

Die Levels werden in fünf Stufen geteilt, wobei jede wiederum in Altersklassen unterteilt wird (< 2 Jahre, 2-4 Jahre, 4-6 Jahre, 6-12 Jahre). Level I : Gehen ohne Einschränkung; Einschränkung der höheren motorischen Fähigkeiten. Level II: Freies Gehen ohne Gehhilfe; Einschränkung beim Gehen außerhalb der Wohnung und auf der Straße. Level III: Gehen mit Gehhilfe; Einschränkung beim Gehen außerhalb der Wohnung und auf der Straße. Level IV: Selbstständige Fortbewegung eingeschränkt; Das Kind muß geschoben werden oder benützt einen e-Rollstuhl. Level V.: Selbstständiges Fortbewegen, auch mit einem e-Rollstuhl stark eingeschränkt.[29]

In der vorliegenden Querschnitt-studie wurden CP-Kinder im Alter zwischen 4 und 7 Jahren getestet und haben einen GMFCS von Level II und Level III. Das heißt alle Kinder können mit/ohne Gehilfen selbstständig gehen, sich selbstständig am Boden fortbewegen und frei sitzen. Normal entwickelte Kinder, erlernen die Möglichkeit in den ersten 10 Jahren, Rumpf und Armbewegungen für funktionelle Aktivitäten zu regulieren. Antizipatorische Kontrollstrategien[15], die Experimentierphase der Sitzpositionen[18] und die Koordination von

Hand– und Augenbewegungen[15] sind im Alter zwischen 4 und 7 Jahren präsent. Wichtige Faktoren des Greifvorganges und der Haltung beginnen in diesem Alter erwachsenenähnlich zu werden. In dieser Periode ist es wichtig die richtigen Informationen an den Körper bezüglich Haltungskontrolle anzubahnen.

1.3.3 Haltungsstörung bei CP-Kindern

Um die Komplexität der Haltungsstörung bei CP-Kindern besser verstehen zu können, werden in diesem Kapitel das Erscheinungsbild und die Hintergründe näher erläutert.

Die CP ist ein umfassender Begriff, der eine Gruppe von nicht-progressiven Störungen von Haltung und Bewegung beschreibt. Aufgrund motorischer Beeinträchtigung von Rumpf und Extremitäten ist es den Kindern unmöglich die Kraft aufzubringen die Haltungskontrolle aufrechtzuerhalten, dies führt zu abnormaler Haltung.[1] Diese Kinder haben neben Spastizität und persistierenden tonischen Reflexen oft auch einen hypotonen Rumpf. Sie sitzen mit zusammengesunkenem Rumpf – die Schwerkraftlinie ist hinter der Tuberositas ischiatica – und sie sind nicht in der Lage eine normale Haltung einzunehmen (nämlich die Schwerkraftlinie über der Tuberositas ischiatica zu platzieren) oder Equilibriumsreaktionen durchzuführen.[9] Diese abnormale Haltung prägt sich an der betroffenen oberen Extremität folgendermaßen aus: es ist keine volle Ellbogenextension möglich (durch den hohen Tonus des M. biceps), um dies beim Greifen zu kompensieren kommt es zu vermehrter Rumpfvorneigung. Durch eine verminderte Supinationsbewegung des Unterarmes ist bei der Greifbewegung im Sitzen eine vermehrte Schulterflexion notwendig. Die Kombination von Spastizität, Dystonie,

Aufmerksamkeits- und sensorisches und motorisches Kontrolldefizit sind die Gründe warum es zu reduzierten funktionellen Möglichkeiten der oberen Extremität bei Kindern mit einer Hemiparese kommt.[13] Die Bewältigung der täglichen Aufgaben ist bei CP-Kindern von Haltungsdefiziten beeinflusst. Das Ausmaß variiert mit dem Behinderungsgrad. Abhängig vom Schweregrad der Behinderung, biomechanische Einschränkungen, welche das Ausmaß der Unterstützungsbasis darstellen, beeinflussen die Möglichkeiten der Haltungskontrolle. Im Sitzen wird den Kindern mehr Stabilität angeboten. Deshalb nehmen diese Kinder sehr oft zur Bewältigung der täglichen Aktivitäten die sitzende Position ein.[4]

Basis der Haltungskontrolle: Richtungsspezifität

Im Generellen können CP-Kinder die richtungsspezifische Haltungsmuskulatur aktivieren. Nur Kinder mit einer schweren CP (GMFCS V) welche nicht frei sitzen können, haben ein Fehlen und jüngere CP-Kinder (GMFCS III) haben ein Defizit dieser richtungsspezifischen Haltungsanpassung. CP-Kinder können zwar ein basales Muskelaktivitätsmuster entwickeln aber sie können das Muster nicht an äußere Veränderungen anpassen (siehe zweites Level).[4]

Zweites Level der Haltungskontrolle: Adaptation der Haltungsanpassung

Die zumeist auftretende Dysfunktion bei CP-Kindern ist in der Adaptation der Haltungsmuskelaktivität zu finden. Charakteristika dieser Adaptation bei CP-Kindern im Sitzen ist der selektive Einsatz der Haltungsmuskulatur, ein vermehrtes Ausmaß von antagonistischer Co-Aktivierung.[4] Normalentwickelte Kinder aktivieren in aufrechter

Haltung die Rumpfextensoren und die lumbalen Extensoren. Hingegen Kinder mit milder und moderater CP aktivieren zuerst die Nackenextensoren (NE). Die muskuläre Aktivierung wird durch die Nacken- und Hüftextensoren (HAM) beim aufrechten Sitz ausgeführt. NE sind die Antagonisten und HAM die Co-Antagonisten (d.h. die Antagonisten sind vor den Agonisten aktiv). Wobei die NE in einer „richtungsspezifischen" reziproken Weise aktiviert werden und sich die HAM in einer „nicht-richtungsspezifischen" Aktivierung befinden.[17] Ein hohes Ausmaß an antagonistischer Co-Aktivierung bringt Stabilität aber reduziert Flexibilität im Sitz. [21]

1.3.4 Kinematischer Zusammenhang zwischen der Haltungsstörung und der Greif-/Loslassbewegung bei CP-Kindern

In diesem Abschnitt der Arbeit wird näher auf die Problematik des Greifvorganges bei CP-Kinder eingegangen.

Kinder mit CP haben von Anfang an Schwierigkeiten ihre oberen Extremitäten für motorische Fähigkeiten einzusetzen. Die Bewegungen sind charakterisiert durch zunehmende Dauer der Bewegung, reduzierte Spitzengeschwindigkeit und ansteigende Variabilität. Der Rumpf übernimmt eine Kompensationsrolle für den betroffenen Arm. Es entsteht eine vermehrte Vorwärtsverschiebung des Rumpfes um die Hand zum Objekt zu transportieren, da die Schulterbewegungen in der frontalen Ebene bei Bewegungen der nicht dominanten Hand signifikant reduziert sind[12] und auch da die volle Ellbogenextension nicht erreicht werden kann (durch den vermehrten Tonus des M. biceps)[13]. Diese Kinder haben eine vermehrte Seitwärtsbeugung des Rumpfes um das Schulterdefizit zu kompensieren.[12] Diese Körperverschiebung und der geringe

Haltungsaufbau steht in Beziehung mit der Qualität des Greifens. Kommt es zu einer Bewegung vom Objekt zur Testperson (Hand- zum Mund-Bewegung) stellt dies eine wesentlich kompliziertere Bewegung dar. Es wird eine längere MT benötigt, da die Schulter-und Rumpfflexion während der Bewegung zunimmt. Diese Aufgabe erfordert proximale Kompensation für Defizite der distalen Bewegungsmöglichkeiten (verringerte Unterarm-Supination und Defizite beim Greifen). Diese Alternativbewegungen führen zu einer Unfähigkeit selektiv spezielle Bewegungen durchzuführen und enden in einer Massenflexionsaktivität (Kopf, Rumpf, Ellbogen).[13] CP-Kinder sitzen mit einem zusammengesunkenen Rumpf und reklinierten Becken (dies wird erklärt durch schwache Hüftflexoren und überaktive HAM). Sie starten die Bewegung mit einer vermehrten Anteflexion des Kopfes, wenig Stabilität des Kopfes und wenig Flexibilität des Rumpfes.[14] Das Loslassen und Platzieren von Gegenständen stellt zusätzlich eine Schwierigkeit für CP-Kinder dar. Die Beeinträchtigung inkludiert Langsamkeit, Schwäche, unkoordinierte Bewegungen und Spastizität. Diese Aktivitäten sind nicht fließend, das Platzieren ist abrupt und die Kraftkoordination der Finger beim Loslassen ist beeinträchtigt und deshalb anhaltend und unkoordiniert.[5] Auch sind Defizite in den antizipatorischen Fähigkeiten in der nicht dominanten Hand festzustellen, das heißt die Finger werden erst geformt, wenn der Gegenstand kontaktiert ist und nicht wie vorgesehen vorgeformt nach Gewicht und Oberflächenbeschaffenheit.[2,5] Auch ist nachgewiesen, dass diese Kinder nicht nur motorische Probleme an der betroffenen Seite aufweisen, sondern sie zeigen auch subtile Zeichen von Koordinationsstörungen auf der nicht betroffenen Seite auf, hauptsächlich in der antizipatorischen Kontrolle ihrer Greifformation.[2]

Abbildung 3: Greif-/Loslassaktivität von kleinen Objekten von CP-Kindern

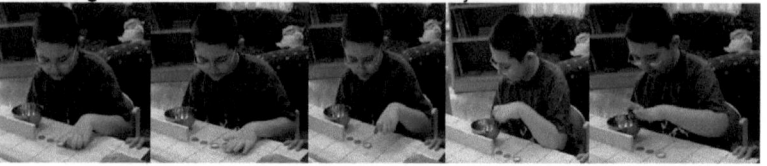

Die Greifperformance der nicht dominanten Hand zeigt bei CP-Kindern folgende Schwierigkeiten (Abb.3.). Sie greifen mit der ganzen Hand, palmar-ähnlich. Die nicht dominante Hand zeigt wenig Extension von Daumen und Zeigefinger, die anderen drei Finger sind generell überstreckt. Die antizipatorische Fähigkeit die Finger nach Form und Größe des Gegenstandes vorzuformen fehlt, die Kinder formen erst, wenn sie in Kontakt mit dem Objekt treten, dadurch benötigen sie mehrmalige Wiederholungen um den Gegenstand hochzuheben. Die Hand ist im Allgemeinen in einer Pronationsstellung und der Greifvorgang geschieht von oben, da der Pinzettengriff von Daumen und Zeigefinger fehlt.[2] Das „Loslassen" des Gegenstandes stellt ebenfalls eine Schwierigkeit dar. CP-Kinder reduzieren die Geschwindigkeit der Bewegung nicht bis das Ziel (bei Abb.3 die Schüssel) kontaktiert wird (visuelle-Wahrnehmungsstörung). Sanfte absetzende Bewegungen erfordern ein graduelles Nachlassen der Muskelkontraktion (exzentrische Muskelaktivität) mit präzisem feinem Zusammenspiel von agonistischen und antagonistischen Muskeln.[5,12]

Um CP-Kindern in der Experimentierphase der Haltungskontrolle (zwischen 4 und 7 Jahren) eine Basis für mehr Flexibilität in der Adaptation der Haltungsanpassung und somit auch eine Verbesserung in der Hand-Arm-Funktion (Erreichen-Ergreifen-Loslassen) zu ermöglichen, ist es notwendig herauszufinden, welche Voraussetzungen im Sitz geschaffen werden müssen, um dieses Ziel entwickeln zu können.

1.4 Einfluss der Sitzflächenneigung auf die Haltungskontrolle und die Hand-Arm-Funktion im Sitzen bei CP-Kindern

In diesem Kapitel wird zuerst der Einfluss der Sitzflächenneigung erklärt und in weiterer Folge die unterschiedlichen Resultate präsentiert die in Bezug zur Sitzflächenneigung und die Hand-Arm-Funktion für den Autor wichtig waren, um auf die Forschungsfragen und die Arbeitshypothesen zu schließen.

Viele Studien befassten sich mit unterschiedlichen Graden von anterioren und posterioren Sitzflächenneigungen (0°,5°,10°,15°,20°) bei CP-Kindern mit unterschiedlichem Schweregrad und im Alter zwischen 12 Monaten und 11 Jahren.[1,6-8,16,30] Diese Studien analysieren mit kinematischen Messmethoden, wie sich Sitzflächenneigungen auf die Haltungskontrolle und die Hand-Arm-Funktion auswirkt. Ein Autor[7] untersuchte die statische- und dynamische Haltungskontrolle, mit unterschiedlichen Variablen.

Es existieren viele Kontroversen in der Literatur und in der klinischen Praxis über die optimale Sitzflächenneigung bei CP-Kindern [Sitzfläche horizontal, anterior.(ant.) oder posterior (post)]. Grundsätzlich wird beschrieben, dass eine ant. Sitzflächenneigung eine aufrechte und stabile Sitzhaltung bei CP-Kindern bewirkt. Die Kyphose (die durch den hypotonen Rumpf entsteht) wird reduziert, da die Schwerkraftlinie nach vorne gebracht wird (vor die Tuberositas ischiadica). Es wird die lumbale Lordose erhalten, die post.

Beckenrotation minimiert, der Einfluss der HAM auf das Becken reduziert und es entsteht eine Abnahme der tonischen Reflexeinwirkung auf Rumpf- und HAM. Die post. Sitzflächenneigung wird ebenfalls für CP-Kinder vorgeschlagen. Das Ziel dieser Neigung ist es, den Rückwärtssitzneigungswinkel des Kindes abzubauen, um eine größere Hüftflexion und ein Abnehmen der post. Beckenrotation und die Aktivität der überreagierenden Hüft-und Rumpfextensoren zu bewirken.[1]

1.4.1 Wissenschaftliche Resultate des Einflusses der Sitzflächenneigung auf die Haltungskontrolle und die Hand-Arm-Funktion bei CP-Kindern

McClenaghan[8] fand heraus, dass eine Sitzflächenvorwärtsneigung in einer schlechten Haltungsstabilität resultiert und dass eine post. Sitzflächenneigung eine bessere Haltungsstabilität bei CP-Kindern bewirkt (er experimentierte mit einer Sitzflächenneigung von 5°). Hadders-Algra[16] stellte fest, dass sowohl die post. als auch die ant. Sitzflächenneigung mit vermehrter Haltungsinstabilität in Verbindung tritt und die Qualität des „Erreichens" bei der Hand-Arm-Funktion keinen Effekt zeigte. Andere Studien erläuterten, dass eine horizontale Sitzflächenneigung zu bevorzugen ist, da sie mit reduzierter Muskelaktivität der lumbalen Extensoren und Hüftadduktoren und mit besserer Funktion der oberen Extremität in Verbindung zu bringen ist.[16] Chung[1], und Stavness[30] erläutern in ihren Systematic Reviews, dass es aufgrund der unterschiedlichen Sitzinterventionen oder Auswertungen schwer ist ein klares Ergebnis herauszufiltern, bei welcher Sitzflächenneigung die Hand-Arm-Funktion verbessert werden kann. Keine der Studien verwendete die gleichen Messungen der

Funktionsevaluierung der oberen Extremität. Es sind vorrangig quasi experimentelle Einzelgruppenstudien im Pre-und Posttestdesign oder Studien mit kinematischen Messungen. Diese unterschiedlichen Ergebnisse rühren daher, dass unterschiedliche Methoden angewandt wurden (verschiedene Sitzpositionen), heterogene Studiengruppen herangezogen wurden (Kinder mit unterschiedlichem Schweregrad der CP) unterschiedlichem Alter von 2,5 Jahren- 16 Jahren und unterschiedliche Aufgabenstellungen (Greifen oder Zeichnen).[16] Cherng[6] verglich die Sitzflächenneigungen (ant. 15°,10°,5°,0° und post. 15°,10°,5°,0°) in statischer und funktioneller Vorwärtsgreifbewegung bei CP-Kindern im Alter von 7,8 (SD +/- 1,48), jedoch gibt er keinen Schweregrad der cerebral Parese an.

1.4.2 Kinematische Analyse bei CP-Kindern mit einer Sitzflächenneigung von 15° ant. und 15° post. in Bezug auf die Haltungskontrolle und die Hand-Arm-Funktion

Das Ergebnis der 15° post. Sitzflächenneigung auf die Haltungskontrolle stellt sich wie folgt dar: es induziert eine höhere Aktivitätsrate der LE, eine höhere Amplitude der TE, ein höherer Mustervariationsindex und eine höhere Rate von „en-bloc" Aktivität der Haltungsmuskulatur. Das Ergebnis der 15° ant. Sitzflächenneigung auf die Haltungskontrolle beeinflusst auch die Haltungsmuskelaktivität, es bewirkt eine geringere Aktivitätsrate der TE und eine längere Latenzzeit bevor die NE aktiv werden. Cherng[6] zeigt in seiner Studie auf, dass es zu einer größeren Gewichtsverteilung auf die Füße bei der ant. Sitzflächenneigung von 15° kommt im Gegensatz zur 15° post. Sitzflächenneigung. Beim Vorwärtsgreifen verteilt sich die

Körpergewichtsunterstützung vom Becken auf die Oberschenkeln und die Füße. Dies bewirkt eine bessere Stabilität der Haltungskontrolle im Sitz. Er zieht jedoch keine Rückschlüsse ob es einen Zusammenhang gibt zwischen der vermehrten Gewichtsübernahme auf die Füße und die Hand-Arm-Funktion bei der 15° ant. Sitzflächenneigung. Als Effekt der 15° ant. Sitzflächenneigung auf das Greifen bei CP-Kindern ist Folgendes zu beobachten, die Greifbewegungen während der Bewegungseinheit nehmen zu und stellen einen sehr großen Teil der Bewegung darEs zeigt sich kein Effekt bei der 15° post. Sitzflächenneigung auf das Greifen.[16] Grundsätzlich brauchen CP-Kinder eine längere Reaktionszeit (RT) und Bewegungszeit des Greifens (MT) als andere Kinder.

Die 15° Sitzflächenvorwärtsneigung beeinflusst die Hand-Arm-Funktion in der RT und in der MT (sie werden kürzer). Die COP Exkursion wird aufrechter. Es entsteht eine bessere Haltungsstabilität und Greifeffektivität.[6] Da die Studien auf eine kinematischen Analyse aufgebaut sind und dem Autor keine funktionellen Studien für CP-Kinder mit Level II oder III im Alter von 4 und 7 Jahren bekannt sind, werden folgende Forschungsfragen bearbeitet:

Primäre Forschungsfrage:

Welchen Einfluss hat die ant. Sitzflächenneigung von 15° auf die Hand-Armfunktion von dominanter und nicht dominanter Hand bei CP-Kindern im Alter zwischen 4 und 7 Jahren?

Sekundäre Forschungsfrage:

Kann sich die Seitendifferenz der Hand-Armfunktion zwischen dominanter und nicht dominanter Hand bei CP- Kindern im Alter zwischen 4 und 7 Jahren, durch die ant. Sitzflächenneigung von 15° verändern?

Folgende Hypothesen werden aufgestellt:

Primäre Arbeitshypothese:

Eine ant. Sitzflächenneigung von 15° verbessert die Hand-Arm-Funktion der dominanten und nicht-dominaten Hand bei CP- Kindern zwischen 4 und 7 Jahren.

Sekundäre Arbeitshypothese:

Eine ant. Sitzflächenneigung von 15° vermindert die Seitendifferenz zwischen dominanter und nicht-dominanter Hand bei CP- Kindern zwischen 4 und 7Jahren.

2 Methode

Hier werden die Rahmenbedingungen, die notwendig waren, um die Studie durchführen zu können, beschrieben und in weiterer Folge die Teilnehmerauswahl mittels eines „Flow-Diagrammes" dargestellt. Das Design der Messung und die Druchführung des JTF-Test bilden den Abschluss dieses Kapitels.

Für diese Querschnittstudie wurden in Wien die Verantwortlichen (Primaria, DirektorInnen und leitende Physiotherapeutinnen) von drei entwicklungsdiagnostischen Zentren, zwei freiberufliche Praxen mit dem Schwerpunkt Kinderphysiotherapie, zwei Integrationskindergärten und sechs sonderpädagogische Zentren mit Schwerpunkt Körperbehinderung (Schulstufe 1-4) per mail angeschrieben und telefonisch kontaktiert. Davon kam es mit fünf SchuldirektorInnen, einer Institutsleitung und zwei Kindergartenleiterinnen zu einem persönlichen Gespräch um die Rahmenbedingen der Studie zu erläutern. Im Vorfeld war es auch notwendig die Bewilligungserklärung des Wiener Stadtschulrates und der Wiener Integrationskindergärten der MA 10 (Magistratsabteilung) einzuholen. Die Einwilligung der Leit-Ethikkommission der Stadt Wien zur Durchführung dieser Querschnitt-Studie mit CP-Kindern wurde eingereicht. Informationsbroschüren wurden sowohl an die PädagogInnen, Eltern und Kinder von der studiendurchführenden Physiotherapeutin ausgehändigt und ein persönliches Informationsgespräch angeboten, welches von einem Elternteil und sechs PädagoInnen in Anspruch genommen wurde.

2.1 TeilnehmerInnen

Es kam mit fünf schulischen LeiterInnen, einer Institutsleitung und 2 zwei KindergartenleiterInnen zu einem persönlichen Gespräch um die Rahmenbedingen der Studie zu erläutern. Wie in Abbildung 6 ersichtlich wurden insgesamt vierzig Kinder evaluiert.

2.1.1 Klinische Evaluation

CP-Kinder sind in ständiger ärztlicher und therapeutischer Behandlung, sind anfallsfrei und die CP existiert von Geburt an. Die Einschlusskriterien waren 1) Gross Motor Function Classification System (GMFCS) Level II-III[4,29], das bedeutet, sie können selbstständig frei sitzen. 2) Die Differenz zwischen der dominanten und nicht dominanten Hand wurde mittels dem Wolf Motor Function Test (WMFT)[31] evaluiert und die Differenz der Handfunktion musste mehr als 50% sein und 3) die Ashworth-scale (ASH)[32 5] der Ellbogenflexoren von weniger als 3,5 aufweisen. 4) Um ein korrektes Verständnis der Aufgaben zu gewährleisten werden die Kinder mit drei Bewegungsaufträgen konfrontiert und getestet.[26] Die Bewegungsaufträge waren:

a)„Drehe bitte die vor dir liegenden Karten um"

b.)„Staple die vor dir liegenden Spielsteine zu einem Turm"

c.)„Nimm den vor dir liegenden Schlüssel und leg ihn in die daneben liegende Dose"

Ausgeschlossen wurden CP-Kinder, die zusätzlich noch Gesundheitsprobleme, visuelle Störungen und oder auditive Störungen haben. Sollte die Spastizität mehr als 3,5 laut ASH betragen, orthopädische Operationen am betroffenen Arm durchgeführt worden sein oder eine Baclofen-Pumpe implantiert worden sein, nahmen sie nicht an der Studie teil. Kinder die mehr als eine therapeutische Intervention pro Woche hatten, waren nicht für die Studie geeignet.[3]

Demografische Daten sind in Abb. 4 ersichtlich.

Abbildung 4: Demografische Daten und die Ergebnisse der klinischen Testungen für CP-Kinder

CP-Kinder	Geschl/Alter	ASH	WMFT %	GMFT/Level	GMFT/tsc.%	GMFT/sit.sc.%
dipl. CP	w/7	2	63,4	3	55,98	85
unil. CP	m/7	3	125	2	85,65	95
unil. CP	m/4	3	201	2	70,93	83,33

dipl.CP=diplegische cerebral Parese, unil.CP=unilaterale cerebral Parese, Geschl=Geschlecht, w=weiblich, m=männlich, ASH=AshworthScale, WMFT=Differenz der dominanten und nicht dominanten Hand/WolfMotorFunktionTest, GMFT=GrossMotorFunktionTest, tsc.=total score, sit.sc.= sitting score

Die Kontrollgruppe bestand aus 5 Normkindern (Mittelwert (MW) 5,6 Alter; +/- 0,548). Sie hatten weder kognitive noch muskuloskeletale Störungen. Da im Vorschulalter die dominante und nicht dominante Hand in der Entwicklung noch nicht genau definiert ist [26,15] wurde diese mit vier verbalen Bewegungsaufträgen evaluiert[26].

a)„Greif mit einer Hand nach dem am Tisch liegenden Stift"

b)„Staple mit einer Hand die am Tisch liegenden Holzscheiben zu einem Turm"

c)„Greif mit einer Hand nach dem am Tisch liegenden Schlüssel und lege ihn in die vor dir liegende Dose"

d)„Drehe mit einer Hand die vor dir liegenden Karten um"

Abbildung 5: Evaluation von dominanter Hand bei Normkindern

Normkinder	Geschl/Alter	li/do	re/do
1	m/6		✓
2	m/5		✓
3	m/5	✓	✓
4	w/6		✓
5	m/5		✓

Geschl=Geschlecht, li/do=links dominant Hand , re/do=rechts dominante Hand

Das Protokoll wurde überprüft und von der Leit-Ethikkommission der Stadt Wien bestätigt. Die Ziele und das Prozedere wurde den Eltern und Kindern zum besseren Verständnis mittels

Informationsbroschüren zusätzlich zum Informed Konsens erklärt. Die Einwilligungserklärungen der berechtigten Kinder lagen auf.

2.1.2 Flow-Diagramm

Die Gesamtzahlen der CP-Kinder und der Kontrollgruppe, und die klinische Evaluation sind in der Fig.1 ersichtlich.

Abbildung 6: Prozess des Auswahlverfahrens von CP-Kindern und Normkindern

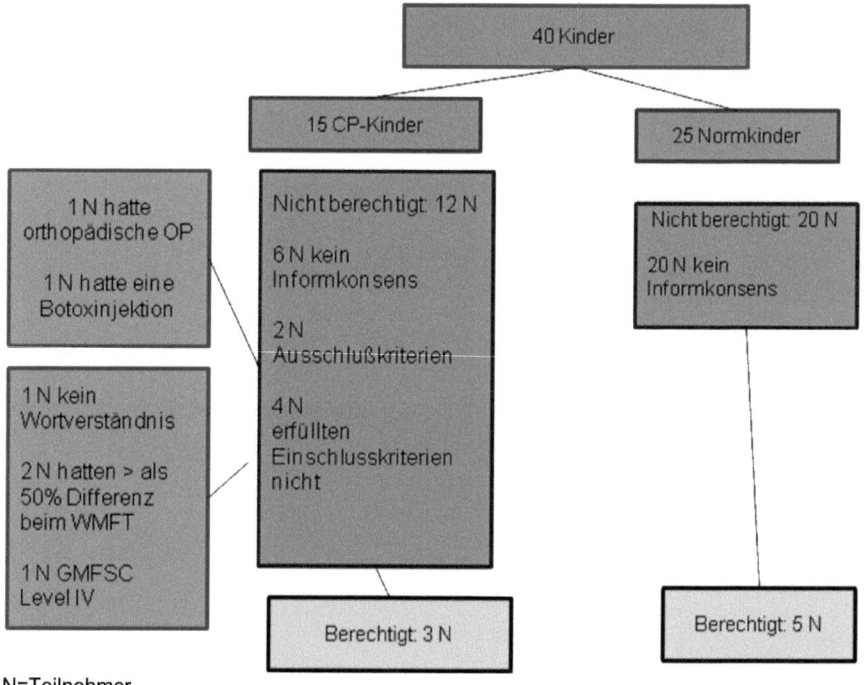

N=Teilnehmer

In drei sonderpädagogischen Zentren mit Schwerpunkt Körperbehinderung (Schulstufe 1-4) und zwei Integrationskindergärten wurde die klinische Evalution und die Messungen vorgenommen. Insgesamt waren 40 Kinder zu evaluieren, davon waren 27 Kindergartenkinder zwischen 4 und 5 Jahren (2 CP-Kinder). Von den

Eltern der Kindergartenkindern wurden 20 Informed Konsens nicht unterschrieben, da anscheinend der Informationsfluss zwischen KindergartenpädagogInnen und Eltern nicht funktioniert hat. 13 Kinder hatten die Diagnose CP   und besuchten die SPZ. Von sechs Elternteilen der CP-Kinder wurde der Informed Konsens nicht unterschrieben, diese waren deshalb nicht berechtigt an der Studie teilzunehmen. Ein CP-Kindergartenkind musste sich einer orthopädischen Operation unterziehen und ein CP-Schulkind hatte eine Botoxinjektion in der oberen Extremität erhalten– diese zwei Kinder mussten ausgeschlossen werden. Die Einschlusskriterien wurden von vier Kindern nicht erfüllt – ein Kind konnte die drei Bewegungsaufträge die das Wortverständnis prüfen sollten, nicht befolgen, unklar war ob es dem Kind nicht möglich war die Bewegungsaufträge umzusetzen, oder ob es der deutschen Anleitung nicht folgen konnte. Zwei Kinder hatten eine geringere Differenz der dominanten und nicht dominanten Hand als 50% beim WMFT und ein Kind hatte eine ataktische Komponente und konnte nicht frei sitzen (GMFCS von IV).

Es wurden drei CP-Kinder [MW 6 Jahren, SD (Standardabweichung) +/- 1,732] und fünf Normkinder (MW 5,6 Jahren, SD +/- 0,54) getestet, wobei zwei Schulkinder und ein Kindergartenkind die Diagnose CP hatten.

2.2 Material

Das primäre Ziel dieser Studie war es die ideale Sitzflächenneigungen (horizontal/ant./post.) für CP-Kinder im Alter zwischen 4 und 7 Jahren zu evaluieren, um eine Verbesserung der Hand-Arm-Funktion zu erzielen. Recherchen bezüglich handelsüblichen Sitzkissen und Sitzflächenneigungen waren fehlgeschlagen, da die genauen Neigungen nicht bekannt waren. Die Sitzkissen unterschieden sich nur im Sitzkern und in den Härtegraden (fest gepresst oder druckausgleichend). Die im Handel zu kaufenden Sitzkissen hatten folgende Maße Seitenbreite 35 cm/Seitentiefe 40 cm/Erhöhung von 8-10 cm (händisch gemessene Neigung von 10°), also den Anforderungen der Sitzflächenneigung, die für diese Studie notwendig war, nicht entsprechend. Um also eine Sitzflächenneigung von 15° zu gewährleisten, wurde ein Sitzkeil mit den Maßen Seitenbreite 31 cm/Seitentiefe 34 cm/Neigung 15°=1/9 cm angefertigt. Die Anforderungen an die Maße des Sitzkissens wurden von den Sesseln der Kindergärten genommen (Sesselbreite 31 cm/Sitztiefe 34 cm). Es wurde eine mittlere Härte des Sitzkernes verwendet. An der Ober- und Unterseite wurde der Sitzkeil mit einem Antirutschstoff überzogen, um ein eventuelles Abrutschen der Kinder vom Sitzkeil auszuschließen.

Für die Messungen wurde der Jebsen-Taylor-Hand-Arm-Funktionstest (JTF-Test)[33] verwendet. Dieser Test wird in sieben Untertests/Aufgaben geteilt. In dieser Studie wird die erste Aufgabe (Schreiben), aufgrund des Alters (4-7 Jahre) der Kinder, nicht gemessen, da die kognitive Reifung nicht vorhanden ist und um die Frustrationsgrenze nicht zu überschreiten.[3] Um den Test durchführen zu können, wurde ein Brett (105 cm lang, 25 cm breit, 2 cm hoch und in der Mitte ein 50,8 cm langes, 5,8cm hohes, 3,8 cm dicke Leiste 15,24 cm vom Rand montiert. Alle 5,8 cm ist ein Markierungsstrich) verwendet. Das notwendige Testmaterial für den modifizierten JTF-Test sind fünf Karten 12,7cm lang/7,2cm breit, zwei Büroklammern 2,5cm groß, 2 Stück (Stk.) zwei Euromünzen, zwei Stk. Bierdeckel 2,5 cm Durchmesser, fünf Stk. Kidney-Bohnen, ein Löffel, ein Schüssel, fünf Holzscheiben mit 1,5 cm Durchmesser (standardisiert für den JTF-Test) leichte Objekte (fünf Stk. Leere Dosen) und schwere Objekte (fünf Stk. 500g schwere Dosen). Die genaue Zeit wurde mit einer Stoppuhr der Marke Pro/Touch gemessen und die Sekunden gewertet. Die Testungen wurden mittels einer Sony Handycam DCR-SX34 gefilmt.

2.3 Messung

Gemessen wurde mit dem JTF.[33] Der Hand-Arm-Funktionstest wurde für viele neurologische Diagnosen (Poliomyelitis, cerebrale vaskuläre Erkrankungen, Hemi- und Tetraparesen, Morbus Parkinson usw.) für rheumathoide Erkrankungen oder nach Handoperationen angewandt zur Evaluierung der Hand-Arm-Funktion. Die Test-/Retest Reliability variierte der Korrelationskoeffizient bei den verschiedenen Aufgaben zwischen 0,67 und 0,99 der dominanten Hand und 0,61 und 0,91 bei der nicht dominaten Hand[33]. Es ist ein sehr funktioneller, alltagsbezogener Test und hat verschiedene Anforderungen an die Hand-Arm-Funktion der Testperson. Und ist für Kinder im Alter zwischen 4 und 7 Jahren gut verständlich, und zeitlich nicht sehr aufwendig. Der Spaßfaktor spielte zusätzlich eine große Rolle und somit stieg die Frustrationsgrenze nach oben und die Gefahr der Überschreitung wurde minimiert und reduziert.

2.4 Procedere

Da die Messungen des JTF-Tests an verschieden Schulen und Kindergärten stattgefunden haben, wurden folgende Rahmenbedingungen erstellt um die Exaktheit zu gewährleisten. Alle Kinder wurden zwischen 8.00 Uhr und 10.30 Uhr gemessen. Die Kinder hatten im Sitz einen Knie- und Sprunggelenkswinkel von 90°.[11,26] Bei allen Kindern wurde aufgrund dieser Bedingung eine Fußunterstützung verwendet. Zu Beginn jeder Messung wurde der zu messende Arm am Tisch abgelegt, so dass die Schulter in einer Neutralposition stand, der Ellbogen war 90° flektiert[26], der Unterarm war proniert und das Handgelenk in einer Neutralposition.[12] Zuallererst wurde bei allen Kindern eine Baselinemessung durchgeführt, um einen Ausgangswert der Zeitdauer, sowohl bei Normkindern als auch bei CP-Kindern zu haben. Diese Baselinemessung wurde mit einer horizontalen Sitzflächenneigung durchgeführt. Bei den JTF-Messungen mit ant. und post. Sitzflächenneigung wurde ein Sitzkeil mit 15° Flächenneigung verwendet. Alle Messungen wurden mittels Video zusätzlich dokumentiert.

Die Messungen der drei unterschiedlichen Sitzflächenneigungen erfolgten im Abstand von einer Woche. Die Messungen wurden mit einem Zeitrahmen von 30 Minuten veranschlagt wurden. Bei den CP-Kindern wurde der Zeitrahmen größer bemessen, da die Instruktionen langsamer vor sich gingen und manchmal auch wiederholt werden mussten. Zuerst wurde immer die nicht dominante Hand und dann die dominante Hand gemessen. Wurde eine Aufgabe nicht geschafft oder der Zeitrahmen von zwei Minuten überschritten, wurde sie automatisch mit 120 Sekunden gewertet. Die Aufgaben haben unterschiedliche

Anforderungen an die Hand-Arm-Funktion. Einerseits die Bewegungsgeschwindigkeit, da die Instruktionen lauten (siehe Anhang) „so schnell wie möglich", verschiedene Grifftechniken auszuführen (Pinzettengriff bei Aufgabe 2 und 4), antizipatorische Fähigkeiten im Bezug auf Gewicht und Oberfläche zu initiieren (Aufgabe 5 und 6) und andererseits die Gelenksbeweglichkeit zu testen (Aufgabe 3, wo vermehrte Supinationsbewegung der Unterarmes gefordert wurde) In allen Aufgaben war die Loslassaktivität der Finger notwendig.

1. Karten: Fünf Karten wurden in einem Abstand von 5 cm Vertikal auf dem JTF-Brett von nur einer Seite aufgelegt (linke Hand – linke Seite beginnend). Die Karten mussten umgedreht werden. Es bedurfte jedoch nach dem Umdrehen der Karten keine Genauigkeit, wie die Karten am Platz lagen.

2. Kleine Objekte: Eine Schüssel wurde vor der Testperson platziert, 12,7 cm vom Tischrand entfernt. Um die kleinen Objekte in die vor der Testperson stehende Schüssel zu geben, musste folgende Reihenfolge für die linke Hand von der linken Seite im Abstand von 5 cm eingehalten werden – zwei Büroklammern, zwei Bierdeckel, zwei Geldstücke. Die Zeitnehmung erfolgte vom „Los" bis das letzte Stück in der Schüssel gelandet war. Für die rechte Hand erfolgte das Prozedere seitenverkehrt.

3. Simuliertes Füttern: 5 Kidney-Bohnen, platziert am Brett, der Länge nach aufgelegt, 12,7 cm vom Brettrand entfernt. Aufgelegt werden die Bohnen in einem Abstand von 5 cm an der aufgestellten Leiste des Brettes. Mit einem handelsüblichen Kaffeelöffel werden die Bohnen

einzeln mit dem Löffel in die Schüssel gegeben, die vor der Testperson steht.

4. Vier standardisierte Scheiben sind vor der Testperson in einer 0000 Konfiguration, in einem Abstand von 12,7 cm vom Tischrand entfernt aufgelegt. Nach dem „Los" wird ein Turm gebaut, jedoch die 4. Scheibe muss auf der dritten Scheibe nicht liegen bleiben.

5. Fünf leichte Objekte werden in einem Abstand von 5 cm vor dem Brett aufgestellt, das vom Tischrand 12,7 cm entfernt ist. Zeitnehmung erfolgt ab dem Wort „Los". Das offene Ende der Dose kann nach unten schauen.

6. Fünf 500g schwere Objekte werden vor dem Brett gestellt, im Abstand von der Tischkante von 12,7 cm im Abstand von 5 cm. Zeitnehmung ist von dem Kommando „Los".

Alle Kinder (CP-Kinder und Normkinder) haben alle Aufgaben durchgeführt. Wobei zwei CP-Kinder beim simulierten Füttern und ein Kind bei den schweren Objekten Unterstützung brauchten um die Aufgabe zu beenden somit den maximalen Zeitrahmen überschritten und mit 120 Sekunden bewertet wurden. Beide CP-Kinder hatten beim simulierten Füttern Schwierigkeiten den Löffel zu halten und die Bohnen, mit einer Supinationsbewegung des Unterarmes, vom Brett aufzulöffeln. Die Aufgabe schwere Dosen zu ergreifen und sie hochzuheben wurde von einem CP-Kind aufgrund des Gewichts und des Durchmessers der Dosen nicht bewältigt.

Es wurden bei allen getesteten Kindern die nicht dominante Hand und die dominante Hand getestet in allen drei Sitzflächenneigungen (horizontal, 15° ant., 15° post.). Wobei zwei CP-Kinder und drei Normkinder nach der Baselinemessung, mit der post. Sitzflächenneigung die Hand-Arm-Funktion getestet wurden und eine Woche später mit der 15° ant. Sitzflächenneigung und die anderen Kinder umgekehrt. Das Ziel der Studie lag darin, primär herauszufinden, ob es eine Verbesserung der Hand-Arm-Funktion bei CP-Kindern in der ant. Sitzflächenneigung gibt und weiters ob es möglich ist die Differenz der Zeitdauer von der nicht dominanten Hand zur dominanten Hand bei CP-Kindern zu reduzieren. Analysiert wurden die Daten mittels deskriptiver Statistik: Lagemaß war der Mittelwert und um die Streuungsmaße besser beurteilen zu können, wurde der Variabilitätskoeffizient und die Standardabweichung der Gesamtsumme der sechs Aufgaben berechnet.

3 Resultate

In diesem Kapitel werden die Ergebnisse der Messdaten, also die Zeitdauer mit Hilfe eines Lageparameters (arithmetischer Mittelwert) sowie durch Streuparameter (Standardabweichung, Variationskoeffizient) charakterisiert. Die Kennzahlen wurden mittels – Microsoft Excel Datei 2007 berechnet. Die Daten wurden von einer studienunabhängigen Person eingegeben. Aufgrund der zu kleinen Teilnehmeranzahl wurden keine statistischen Tests gerechnet um signifikante Mittelwertunterschiede zu identifizieren.

Die Zeitdauer, wurde in Sekunden (s) gemessen, der JTF-Messung der dominanten und nicht dominanten Hand bei Normkindern und CP-Kindern in den 3 verschiedenen Sitzflächenneigungen ist in den Abb.2 und Abb.3 ersichtlich.

3.1 Zeitdauer (s) der JTF-Messung

Es ist eine Tendenz zur Verkürzung der Zeitdauer bei der 15°
anterioren Sitzflächenneigung bei den CP-Kindern in der dominanten
und nicht dominanten Hand deutlich.

Abbildung 7: MW/SD-Messungen der Zeitdauer (s) der JTF-Testung bei CP-Kindern

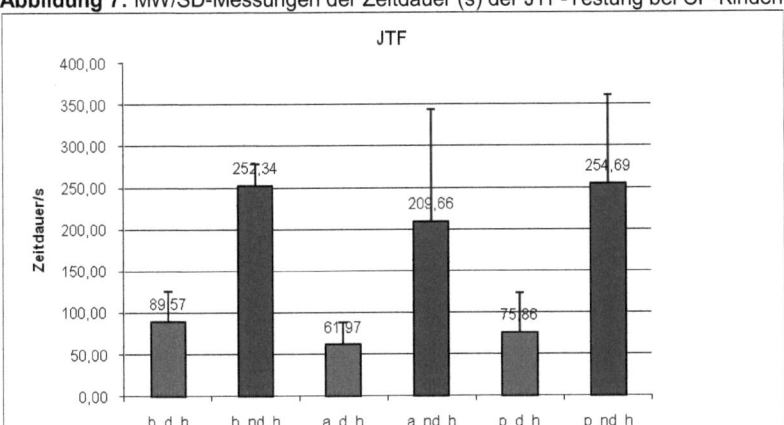

Mittelwert (MW) und Standardabweichung (SD) sind in Sekunden (s) angegeben. Die
Sitzflächenneigungen sind folgend ersichtlich b_d_h= Baseline dominante Hand,
b_nd_h=Baseline nicht dominante Hand, a_d_h=anterior dominante Hand,
a_nd_h=anterior nicht dominante Hand, p_d_h=posterior dominante Hand,
p_nd_h=posterior nicht dominante Hand.

Abbildung 8: MW/SD-Messungen der Zeitdauer (s) der JTF-Testung bei Normkindern

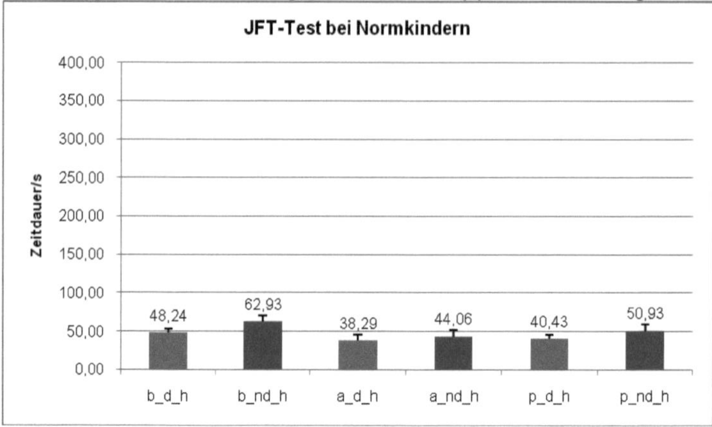

Mittelwert (MW) und Standardabweichung (SD) sind in Sekunden (s) angegeben. Die Sitzflächenneigungen sind folgend ersichtlich b_d_h= Baseline dominante Hand, b_nd_h=Baseline nicht dominante Hand, a_d_h=anterior dominante Hand, a_nd_h=anterior nicht dominante Hand, p_d_h=posterior dominante Hand, p_nd_h=posterior nicht dominante Hand.

CP-Kinder sind in ihrer Zeitdauer des Testvorganges grundsätzlich langsamer in der Zeitdauer alltäglicher Aufgaben im Vergleich zu den Normkindern. Zum besseren Vergleich siehe Abb.9.

Abbildung 9: MW-Messungen der Zeitdauer (s) der JTF-Testung bei CP-Kindern und Normkindern im Vergleich

	b_d_h	b_nd_h	a_d_h	a_nd_h	p_d_h	p_nd_h
MW/CP	89,57	252,34	61,97	209,66	75,86	254,69
MW/Normk.	48,24	62,93	38,29	44,06	40,43	50,93

In dieser Studie zeigen die Resultate, dass bei CP-Kindern und Normkindern in der ant. Sitzflächenneigung von 15°, die Tendenz zur Verkürzung der Zeitdauer zur Bewältigung der Testaufgaben, sowohl in der dominanten als auch in der nicht dominanten Hand besteht. Normkinder brauchen bei der Aufgabenbewältigung in der horizontalen Sitzflächenneigung (Baselinemessung), im Vergleich zur ant. und post.

Sitzflächenneigung, in der Zeitdauer am längsten. CP-Kinder haben nur eine Verkürzung der Sekundenwerte bei der ant. Sitzflächenneigung, mit dominanter und nicht dominanter Hand, im Vergleich zur Zeitdauer der Baselinemessung. Testwerte der posterioren Sitzflächenneigung zeigen bei der nicht dominanten Hand bei CP-Kindern eine Verlängerung der Zeitdauer, im Vergleich zu der Baselinemessung. Bei den Normkindern ist das nicht der Fall. Die Zeitdauer der dominanten Hand von CP-Kindern, bei der posterioren Sitzflächenneigung, ist zwar kürzer als die Baselinemessung, jedoch länger gegenüber der Zeitdauer der anterioren Sitzflächenneigung der dominanten Hand.

Wenn man die Differenz der Zeitdauer (s) der dominanten und nicht dominanten Hand von CP-Kindern mit verschiedenen Sitzflächenneigungen betrachtet, sind folgende Resultate erkennbar (Abb. 10)

Abbildung 10: Differenz der Zeitdauer von dominanter und nicht dominanter Hand bei CP-Kindern

CP-Kinder		b_d_h	b_nd_h	a_d_h	a_nd_h	p_d_h	p_nd_h
	MW	89,57	252,34	61,97	209,66	75,86	254,69
	Differenz(s)		162,76		147,69		178,83
	Differenz %				90,7 (-9,7)		109.87 (+9.87)

Es zeigt sich, dass sich die Zeitdauer bei der anterioren Sitzflächenneigung zwischen dominanter Hand und nicht dominanter Hand, gegenüber der Differenz/ Zeitdauer der Baselinemessung beider Hände verkürzt. Die Zeitdauer bei der posterioren

Sitzflächenneigung zwischen dominanter und nicht dominanter Hand verlängert sich.

3.2 Variationskoeffizient der Aufgabenzeitdauer

Um die Streuungsmaße der drei verschiedenen Sitzflächenneigungen und der Hand-Arm-Funktion zu verdeutlichen wurde der Variationskoeffizient [= (SD/MW)*100] der dominanten und nicht dominanten Hand errechnet.

Abbildung 11: Variationskoeffizient von CP-Kindern und Normkindern

Var.coe %	b_d_h	b_nd_h	a_d_h	a_nd_h	p_d_h	p_nd_h
CP-Kinder	40,21	10,18	41,46	64,07	62,74	41,82
Normkinder	16,10	11,76	12,76	16,81	12,19	16,68

Var.coe%=Variationskoeffizient in %

Hier wird deutlich, dass die geringste Streuung bei beiden Gruppen in der Baselinemessung der nicht dominanten Hand von CP-Kindern ausgewiesen wird. Die größte Streuung bei der Messung war bei der 15° ant. Sitzflächenneigung der nicht dominanten Hand von CP-Kindern. Durch die hohen Streuungsmaße und der zu kleinen Teilnehmerzahl bei CP-Kindern war keine Signifikanz zu erreichen.

4 Diskussion

Die Ergebnisse dieser Studie zeigten, dass eine Tendenz vorhanden ist, dass verschiedene Sitzflächenneigungen die Haltungskontrolle und die Hand-Arm-Funktion beeinflussen, jedoch aufgrund der zu kleinen Probandenanzahl und der zu großen Streuungsmaße ergaben die Resultate keine statistische Signifikanz und deshalb können die primäre Arbeitshypothesen:"Eine ant. Sitzflächenneigung von 15° verbessert die Hand-Arm-Funktion der dominanten und nicht-dominaten Hand bei CP- Kindern zwischen 4 und 7 Jahren." Und die sekundäre Arbeitshypothese:„Eine ant. Sitzflächenneigung von 15° vermindert die Seitendifferenz zwischen dominanter und nicht-dominanter Hand bei CP- Kindern zwischen 4 und 7 Jahren." Mit dieser Studie nicht angenommen werden kann.

Betrachtet man jedoch den MW der Zeitdauer mittels deskriptiver Statistik, so ist bei der Greif-/Loslassaktivität bei einer ant. Sitzflächenneigung von 15° sowohl bei den CP-Kindern und auch bei den Normkindern eine Tendenz der Verkürzung der Zeitdauer erkennbar. Die interne Differenz zwischen dominanter und nicht dominanter Hand, hat bei beiden Gruppen eine Verminderung aufgezeigt. Hingegen bei der post. Sitzflächenneigung von 15° verlängert sich die Zeitdauer der Bewegungsabfolge der Hand-Arm-Funktion bei beiden Gruppen und die interne Differenz zwischen dominanter und nicht-dominanter Hand nimmt zu.

4.1 Bewegungselemente der Haltungskontrolle bei einer Sitzflächenneigung von 15°

Die MW-vergleiche dieser Studie gehen mit den statistisch signifikanten Resultaten anderer Studien [6,9,16,17,27] konform, die behaupten, dass eine Sitzflächenvorwärtsneigung zu mehr Haltungsstabilität führt. McClenaghan[8] hat in seiner Studie festgestellt, dass eine ant. Sitzflächenneigung zu einer instabilen Sitzposition führt. Bei genauerer Betrachtung hat McClenaghan[8] eine Sitzflächenneigung von 5° ant. gewählt. Cherng[6] geht mit seiner kinematischen Studie noch etwas mehr ins Detail und hat die COP Schwankungen bei CP-Kindern und Normkindern während des Erreichens von Gegenständen mit verschiedenen Sitzflächenneigungen 15°-10°-5° gemessen. Im Generellen sind die COP-Schwankungen bei CP-Kindern kleiner. Der Effekt der Vorwärtsneigung, im Speziellen von 15°, war signifikant. Die COP-Schwankungen wurden größer, d.h. die Haltungsstabilität wurde größer und dadurch war eine geradlinigere COP-Exkursion (COP-Schwankung wird größer) möglich. Die RT (Reaktionszeit) und MT (Bewegungszeit) bei CP-Kindern, die, im Vergleich zu Normkindern, länger sind, um Gegenstände zu erreichen, weisen bei einer 15° Sitzflächenvorwärtsneigung den größten Effekt auf. Die RT und die MT beim Erreichen werden bei CP-Kindern kürzer. Das bedeutet eine bessere Haltungsstabilität und ein besseres Erreichen von Gegenständen. Im Gegensatz zur post. Sitzflächenneigung, die eine größere Herausforderung für Kinder mit CP darstellt, und die RT und MT sich verlängert.[6] Diese Resultate bestätigen die Tendenz zur Verbesserung der Hand-Arm-Funktion der dominanten und nicht dominanten Hand aufgrund der Haltungskontrolle bei 15° ant. Sitzflächenneigung, auf funktionellem Niveau, dieser Studie.

4.2 Initiierung der Beckenposition und deren Auswirkung auf die Haltungskontrolle

Die Diskussion wird auch dahingehend geführt, ob die Sitzflächenneigung die Hand-Arm-Funktion beeinflusst, und ob die Körperorientierung auf vertikaler Ebene die Funktion der oberen Extremität beeinflusst[27] .Myhr und Wendt[9] deuten an, dass es nicht die Sitzflächenneigung allein, sondern die Position des Beckens, der Oberkörper und die Füße sind, die die optimale Haltungskontrolle und eine gute Hand-Arm-Funktion ausmachen. Um eine korrekte Sitzposition dieser Körpersegmente zu erreichen, ist es laut Myhr und Wendt[9] wichtig, die vertikale Rückenneigung, das Becken so zu unterstützen, dass der Oberkörper in einer Vorwärtsneigung über oder vor dem Drehpunkt (Tuberositas ischiadica) platziert ist. Das CP-Kinder im Vergleich zu Normkindern im Sitzen mit einem rekliniertem Becken und einem vermehrt zusammengesunkenen Rumpf verweilen, wird in vielen Studien beschrieben.[8,14,17] Dies resultiert in einer ungünstigen Ausgangsstellung für den Greifvorgang. CP-Kinder und Normkinder mit einer aufrechteren Position bieten mehr Haltungsaktivität als in einer zusammengesunkenen Position.[17] Wenn man den Mittelwertsvergleich der Hand-Armfunktion zwischen post. und ant. Sitzflächenneigung von 15° dieser Arbeit betrachtet und sie mit den Ergebnissen anderer Studien vergleicht, werden folgende Parallelen offengelegt. CP-Kinder hatten bei der ant. Sitzflächenneigung eine Verkürzung der Zeitdauer sowohl der dominanten als auch der nicht dominanten Hand, da eine aufrechte

Sitzposition durch die Sitzflächenneigung initiiert wird. Bei der post. Sitzflächenneigung kommt es zu einer Verlängerung der Zeitdauer bei der nicht dominanten Hand, da eine zusammengesunkene Sitzposition durch die Sitzflächenneigung initiiert wird. In kinematischen Studien mit CP-Kindern die eine milde oder moderate Ausprägung haben kommen die AutorInnen zu dem Schluss, dass in einer aufrechten Sitzposition die Agonisten   aktiver sind als in einer mehr zusammengesunken Sitzposition.[17] CP-Kinder haben Schwierigkeiten sich von einer zusammengesunkenen Sitzposition aufzurichten. Der Wechsel von einer nicht aufrechten in eine aufrechte Sitzposition erfordert vermehrte Muskelaktivität. Normal entwickelte Kinder, in einer aufrechten Position, haben mehr Aktivität in den Rumpf Antagonisten, CP-Kinder setzen initial mehr die NE ein. Es zeigt sich, dass Kinder die mit einer instabilen Sitzposition konfrontiert sind, ihre primäre Strategie darin sehen, die Agonisten und Antagonisten der Haltungsmuskulatur mehr zu aktivieren. CP-Kinder reagieren stärker, in dem sie die Nackenmuskulatur vermehrt einsetzen. Um dem entgegenzuwirken besteht die Möglichkeit durch vermehrte sensorische Information eine Basis für die Modulation der Haltungsanpassung zu schaffen. Dies wird gefördert durch einen erhöhten somatosensorischen Input, wie z.B. durch vermehrte Muskelaktivität durch eine initiale Beckenposition und deren Integration in den Alltag.[17] Carlberg[4] bestätigt, dass die Haltungsanpassung (2. Ebene der CPG) bei CP-Kindern Probleme bereitet. Diese Adaptierung basiert auf der Feinabstimmung der richtungsspezifischen Anpassung an die Umweltkonditionen, diese werden grundlegend auf Erfahrung und den beeinflussenden sensorischen Input vom somatosensorischen, visuellen und

vestibulären Systemen aufgebaut. Diese initiale Beckenposition ist
durch eine 15° ant. Sitzflächenneigung gegeben, die bei CP-Kindern
die Aufrichtung fördert, wie in Studien effektiv bewiesen wurde.[6,9,10]

4.3 Beeinträchtigung der CP-dominanten Hand durch die betroffene Hemisphäre

Die meisten Studien, die sich mit der Haltungskontrolle und Hand-Arm-
Funktion bei CP-Kindern beschäftigten, wählten zur Durchführung
ihrer Messungen meist die dominante Seite.[6,34] Kinematische Studien
hatten die nicht dominante Hand mit einbezogen, jedoch mit geringen
Anforderungen an die Hand/Arm-Funktion. Bei den Ergebnissen dieser
Studie war erkennbar, dass sich die Zeitdauer verringerte, die von der
dominanten und der nicht dominanten Hand benötigt wurden, mit einer
ant. Sitzflächenneigung von 15°. Auch die Seitendifferenz die bei den
CP-Kindern mehr als 50% aufgewiesen hat, wurde verringert. Der
Zeitunterschied verkleinerte sich zwischen den beiden Händen, mit der
ant. Sitzflächenneigung um 9,7% gegenüber dem Zeitunterschied mit
einer horizontalen Sitzflächenneigung. Die Qualität der
Fingerbewegungen zeigt sich mit einem großflächigen Öffnen der
Hand, wenn der Gegenstand berührt wird. Diese Bewegungen sind
sowohl an der nicht betroffenen als auch an der betroffenen Hand zu
beobachten.[2] Es lässt darauf schließen, dass CP-Kinder nicht nur
Bewegungsprobleme an der betroffenen Seite sondern auch subtile
Anzeichen von Koordinationsstörungen an der nicht betroffenen Seite
aufweisen. Wenn man die Resultate dieser Studie von Normkindern
mit den unilateralen CP-Kindern vergleicht ist ersichtlich, dass die
Zeitdauer der Aufgaben auch bei der CP dominanten Hand
verlangsamt war. Erklärt könnte diese koordinative Dysfunktion durch

die Studien von Kuhnke[35] und Rönnqvist[2] werden. Im Normalfall ist für die feinmotorische Kontrolle der Fingerbewegungen der gekreuzte Cortico-spinal Trakt zuständig. Der Cortico-spinal Trakt beeinhaltet Neurone vom primär-motorischen Cortex (50%), diese sind zuständig für die Bewegungsgeschwindigkeit und den –wechsel der Extremitäten. Die Fasern wandern ipsilateral abwärts und ein Großteil kreuzt in der Medulla zur Gegenseite. 10% der Fasern wandern ungekreuzt nach unten und kreuzen erst später, kurz bevor sie im Ventralen Horn des Rückenmarkes enden.[19] Die Kontrolle über die Armbewegungen sind also sowohl ipsi- als auch kontra-laterale Projektionen, dies macht die Kontrolle über die Fingerbewegungen angreifbar und verletzlich gegenüber Mikroläsionen. Dies spielt auch eine große Rolle bei der Reorganisation nach frühen, unilateralen Hirnschädigungen. Ipsilaterale Reorganisation wird beobachtet bei kleinen Läsionen. Ein fMRT (funktionelle Magnetresonanztomografie) zeigt während den Bewegungen der nicht dominanten (betroffenen) Hand, dass es zusätzlich zur erwarteten Aktivität vom sensorischen Cortex im betroffenen Cortex auch der nichtbetroffene Cortex eine signifikante Aktivität der premotorischen Area aufweist.[2] Dies könnte auch der Grund sein, warum die dominante (nicht betroffene) Hand bei unilateralen CP-Kindern eine subtile Dysfunktion aufweist und die Zeitdauer der Normkinder sich gravierend von der Zeitdauer der dominanten Hand von CP-Kindern unterscheidet (siehe Abb. 9). Durch die vermehrte Haltungskontrolle und Stabilität durch die 15° Sitzflächenneigung zeigte sich somit nicht nur in der nicht dominanten Hand, sondern auch in der dominanten Hand in der Zeitdauer der Hand-Arm-Aktivität eine Reduzierung.

4.4 Effekt der Haltungsunterstützung

Viele Studien befassten sich mit dem Einfluss der Sitzflächenneigungen auf die Haltungskontrolle und die Hand-Arm-Funktion. Hadders-Algra[16] verweist in ihrer Studie daraufhin, dass Rücken- und Fußunterstützungen keinen Einfluss auf die Beziehung zwischen Sitzflächenneigung und die Haltungskontrolle haben. Sie verwendete zur Stabilisation des Beckens, und damit die Kinder nicht von der Sitzfläche rutschen konnten, einen Beckengurt. Sie führt jedoch in ihren Limitationen an, dass sie den Effekt der Vorwärtsneigung und den Effekt vom Beckengurt auf die Haltungskontrolle nicht trennen konnte. Hadders-Algra[16], konnte in ihrer Studie auch keinen Einfluss der Sitzflächenneigung auf die Haltungskontrolle feststellen. Dass eine Fußunterstützung sehr wohl Einfluss auf die Haltungskontrolle und die Hand-Arm-Funktion hat und deshalb in dieser Studie verwendet wurde, wird von Cherng[6], und Voigt[18], bestätigt. Er zeigt, dass die untere Extremität eine wichtige Rolle in der Hand-Arm-Funktion im Sitzen spielt. Während des statischen Sitzens ist das meiste Körpergewicht (80%) unterstützt vom Sitz und der Rest (20%) durch die Füße. Während des Vorwärtsgreifens kommt es zu einer Gewichtsumverteilung vom Becken zu den Füßen (20%) beim statischen Sitzen und beim Vorwärtsgreifen übernehmen die Füße bis zu 60%. Es ist evident, dass bei einer Sitzflächenvorwärtsneigung von 15° zu einer vermehrten Gewichtsübernahme durch die Füße kommt, dies bietet bessere Stabilität. Es kommt dadurch zu einem ansteigenden Bewegungsmoment bei einer 15° Sitzflächenvorwärtsneigung und die Kinder bewegen ihren Körper geradliniger. Voigt[18], analysierte

Normkinder in ihrem Sitzverhalten und stellte fest, dass ein perfekter Sitz für Kinder, die Möglichkeit bieten muss, beide Füße komplett am Boden zu stellen um die Position des aufrechten Sitzes zu stabilisieren.

4.5 Greif-/Loslassperformance

Kinematische Studien[2,5,13,26] bei CP-Kindern erläutern die Problematik der Hand-Arm-Funktion und die Analysen erklären die Schwierigkeiten der CP-Kinder bei bestimmten Aufgaben der Messung(Siehe Abb.12).

Abbildung 12: Schwierigkeiten der Hand-Arm-Funktion bei CP-Kindern (MW-Angaben)

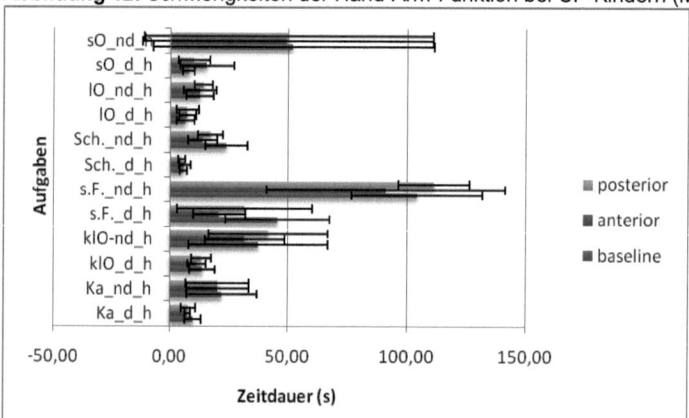

SchO_nd_h=schwere Objekte nicht dominante Hand, SchO_d_h=schwere Objekte dominante Hand, lO_nd_h=leichte Objekte nicht dominante Hand, lO_d_h=leichte Objekte dominante Hand, Sch._nd_h=Scheiben nicht dominante Hand, Sch._d_h=Scheiben dominante Hand, klO_d_h=kleine Objekte dominante Hand, klO_nd_h=kleine Objekte nicht dominante Hand, Ka_nd_h=Karten nicht dominante Hand, Ka_d_h=Karten dominante Hand, s.F_nd_h=simuliertes Fütten, s.F._d_h=simuliertes Füttern dominante Hand

Wie aus der Abbildung gut ersichtlich kommt es bei drei Aufgaben (sO_nd_h, s.F._nd_h, klO_nd_h), bei der nicht dominanten Hand von CP-Kindern, zu einer längeren Zeitdauer gegenüber der dominanten Hand. Dies lässt sich mit den kinematischen Auswertungen von Elliason[5], Petrarca[26], und Marchey[13] erklären. Das simulierte Füttern kann mit der Hand-zum-Mund-Bewegung verglichen werden, dies ist eine Aufgabe mit hohen Anforderungen. Die zunehmende Rumpf- und Schulterbewegung bei CP-Kindern ist begründet durch die eingeschränkten distalen Bewegungen, vor allem durch die reduzierte Supinationsbewegung des Unterarmes und der motorischen Dysfunktionen beim Greifen.[13] Bei der Aufgabe verschiedene kleine/schwere/große Gegenstände (Objekte) vom Brett wegzunehmen, war die Problematik erkennbar, Gegenstände unterschiedlicher Größe und Gewicht aufzugreifen. Kinematisch wird das folgendermaßen erklärt, die Greifperformance an der betroffenen Seite ist bei CP-Kindern ein „mit ganzer Hand", palmar ähnliches Greifen. Die nicht dominante Hand zeigt üblicherweise wenig Extension von Daumen und Zeigefinger, verglichen mit den anderen drei Fingern, welche generell überstreckt sind. Sie zeigen wenig antizipatorische Fähigkeiten des Griffes. Je komplexer die Bewegungsanforderung an die Hand-Arm-Funktion und je länger der Greifvorgang dauert, desto ungenauer wird die Bewegungslinie.[2] Genau diese Problematiken sind bei zwei CP-Kindern vermehrt aufgetreten (siehe Abb.12) Obwohl die Anforderungen der Aufgaben an die Hand-Arm-Funktion der CP-Kinder in dieser Studie sehr hoch waren, war bei einer Sitzflächenneigung von 15 ° ant. trotzdem eine Verkürzung der Zeitdauer erkennbar.

4.6 Klinische Relevanz

Ein primäres Ziel der Rehabilitationsinterventionen ist es ein Maximum an Funktionsfreiheit im Sitzen von Armen und Händen zu erreichen[7] Sitzen ist ein Prozess des Lernens. Die Variabilität des Sitzverhaltens sinkt mit zunehmenden Alter.[18] Im Alter zwischen 4 und 7 Jahren, zeigen Normkinder noch keine Präsenz eines erwachsenengerechten Verhaltens der Haltungskontrolle.[15] Sie lernen zu unterscheiden zwischen bequem und unbequem.[18] CP-Kinder in diesem Alter haben diese Voraussetzungen nicht, sie können nur unterscheiden zwischen „funktioniert oder funktioniert nicht". Vor allem ist es wichtig CP-Kindern Sicherheit und Funktionalität zu vermitteln, ihre nicht dominante Hand in den Alltag zu integrieren. Aufgabe der physiotherapeutischen Intervention ist es, mit den CP-Kindern diese Sicherheit zu erarbeiten und in den Alltag einzubauen. Eine gute Basis dafür wäre eine 15° Sitzflächenvorwärtsneigung um die aufrechte Haltungsposition zu halten und beide Hände funktionell einzusetzen.

4.7 Limitationen

Eine Limitation ist die Differenz der dominanten und nicht dominanten Hand der CP-Kinder in den Einschlusskriterien. Die Begrenzung war so festgelegt, dass die Differenz mehr als 50% betragen musste. Diese Differenz betrug bei den CP-Kindern mehr als das Doppelte. Es wäre genauer, wenn es eine obere und eine untere Grenze der Hand-Arm-Funktion (gemessen mit dem WMFT) geben würde, um den hohe Variationskoeffizient zu verringern. Weiteres waren die Rahmenbedingungen, also die räumlichen Bedingungen unterschiedlich, da die Messungen an drei Standorten durchgeführt wurden. Da die Kinder unterschiedlich groß waren, mussten die Fußunterstützungen teilweise improvisiert werden und rutschten bei manchen Kindern während der Messungen weg. Eine Lösung wäre genaue Größen- und Längenmessungen bei den Kindern durchzuführen und individuell angepasste rutschfeste Fußunterstützungen zu verwenden. Die zu geringe Teilnehmerzahl dieser Studie zählt ebenfalls zu den Einschränkungen. Teilweise war es schwierig als externe, wissenschaftlich arbeitende Physiotherapeutin das Interesse anderer PhysiotherapeutInnen oder PädagoInnen an Schulen oder Entwicklungsförderungsinstituten für die Forschungsarbeit zu wecken. Somit war es der Autorin dieser Studie nicht möglich mehr Probanden zu evaluieren und zu testen.

4.8 Konklusion

Obwohl es in dieser Querschnittstudie zu keinen statistisch signifikanten Ergebnissen gekommen ist, kann man Tendenzen zur Verkürzung der Zeitdauer der Hand-Arm-Funktion der dominanten und nicht dominanten Hand bei einer ant. Sitzflächenneigung von 15° erkennen. Auch konnte die Seitendifferenz der beiden Hände von CP-Kindern um 9,7% verringert werden. Dies sollte Anreiz genug sein für weitere Studien mit mehr Probanden und engeren Einschlusskriterien, um eine statistische Signifikanz zu erzielen. Die Wissenschaftlichkeit sollte im physiotherapeutischen Bereich mehr gefordert und gefördert werden, um einerseits die Bedenken und andererseits die Vorurteile gegenüber der Forschungsarbeit zu verlieren.

Literaturverzeichnis

1.   Chung J, Evans J, Lee C, et al. Effectiveness of adaptive seating on sitting posture and postural control in children with cerebral palsy. *Pediatr Phys Ther.* Winter 2008;20(4):303-317.

2.   Ronnqvist L, Rosblad B. Kinematic analysis of unimanual reaching and grasping movements in children with hemiplegic cerebral palsy. *Clin Biomech (Bristol, Avon).* Feb 2007;22(2):165-175.

3.   Gordon AM, Schneider JA, Chinnan A, Charles JR. Efficacy of a hand-arm bimanual intensive therapy (HABIT) in children with hemiplegic cerebral palsy: a randomized control trial. *Dev Med Child Neurol.* Nov 2007;49(11):830-838.

4.   Carlberg EB, Hadders-Algra M. Postural dysfunction in children with cerebral palsy: some implications for therapeutic guidance. *Neural Plast.* 2005;12(2-3):221-228; discussion 263-272.

5.   Eliasson AC, Gordon AM. Impaired force coordination during object release in children with hemiplegic cerebral palsy. *Dev Med Child Neurol.* Apr 2000;42(4):228-234.

6.   Cherng RJ, Lin HC, Ju YH, Ho CS. Effect of seat surface inclination on postural stability and forward reaching efficiency in children with spastic cerebral palsy. *Res Dev Disabil.* Nov-Dec 2009;30(6):1420-1427.

7.   Liao SF, Yang TF, Hsu TC, Chan RC, Wei TS. Differences in seated postural control in children with spastic cerebral palsy and children who are typically developing. *Am J Phys Med Rehabil.* Aug 2003;82(8):622-626.

8.   McClenaghan BA, Thombs L, Milner M. Effects of seat-surface inclination on postural stability and function of the upper extremities of children with cerebral palsy. *Dev Med Child Neurol.* Jan 1992;34(1):40-48.

9.   Myhr U, von Wendt L. Improvement of functional sitting position for children with cerebral palsy. *Dev Med Child Neurol.* Mar 1991;33(3):246-256.

10.   Myhr U, von Wendt L, Norrlin S, Radell U. Five-year follow-up of functional sitting position in children with cerebral palsy. *Dev Med Child Neurol.* Jul 1995;37(7):587-596.

11.   Seeger BR, Caudrey DJ, O'Mara NA. Hand function in cerebral palsy: the effect of hip-flexion angle. *Dev Med Child Neurol.* Oct 1984;26(5):601-606.

12. Coluccini M, Maini ES, Martelloni C, Sgandurra G, Cioni G. Kinematic characterization of functional reach to grasp in normal and in motor disabled children. *Gait Posture.* Apr 2007;25(4):493-501.

13. Mackey AH, Walt SE, Stott NS. Deficits in upper-limb task performance in children with hemiplegic cerebral palsy as defined by 3-dimensional kinematics. *Arch Phys Med Rehabil.* Feb 2006;87(2):207-215.

14. van der Heide JC, Fock JM, Otten B, Stremmelaar E, Hadders-Algra M. Kinematic characteristics of reaching movements in preterm children with cerebral palsy. *Pediatr Res.* Jun 2005;57(6):883-889.

15. Schneiberg S, Sveistrup H, McFadyen B, McKinley P, Levin MF. The development of coordination for reach-to-grasp movements in children. *Exp Brain Res.* Sep 2002;146(2):142-154.

16. Hadders-Algra M, van der Heide JC, Fock JM, Stremmelaar E, van Eykern LA, Otten B. Effect of seat surface inclination on postural control during reaching in preterm children with cerebral palsy. *Phys Ther.* Jul 2007;87(7):861-871.

17. Brogren E, Forssberg H, Hadders-Algra M. Influence of two different sitting positions on postural adjustments in children with spastic diplegia. *Dev Med Child Neurol.* Aug 2001;43(8):534-546.

18. Voigt A, Greil H. Body measurements and the variability of sitting postures at preschool age as preconditions for an optimal adjustment of chairs and tables. *Anthropol Anz.* Mar 2009;67(1):45-52.

19. Shumway-Cook A, Woollacott, M. H. *Motor Control Translating Research into Clinical Practice.* 3 ed. Philadelphia2007.

20. Hadders-Algra M, Brogren E, Forssberg H. Postural adjustments during sitting at preschool age: presence of a transient toddling phase. *Dev Med Child Neurol.* Jul 1998;40(7):436-447.

21. Brogren E, Hadders-Algra M, Forssberg H. Postural control in children with spastic diplegia: muscle activity during perturbations in sitting. *Dev Med Child Neurol.* May 1996;38(5):379-388.

22. Sveistrup H, Schneiberg S, McKinley PA, McFadyen BJ, Levin MF. Head, arm and trunk coordination during reaching in children. *Exp Brain Res.* Jun 2008;188(2):237-247.

23. Forssberg H, Kinoshita H, Eliasson AC, Johansson RS, Westling G, Gordon AM. Development of human precision grip. II. Anticipatory control of isometric forces targeted for object's weight. *Exp Brain Res.* 1992;90(2):393-398.

24. Forssberg H, Hirschfeld H. Postural adjustments in sitting humans following external perturbations: muscle activity and kinematics. *Exp Brain Res.* 1994;97(3):515-527.

25.   Nowak D. HJ. *Sensorimotor Control of Grasping*. 1. ed. Cambridge: Cambridge University Press; 2009.

26.   Petrarca M, Zanelli G, Patane F, Frascarelli F, Cappa P, Castelli E. Reach-to-grasp interjoint coordination for moving object in children with hemiplegia. *J Rehabil Med*. Nov 2009;41(12):995-100.

27.   Nwaobi OM, Brubaker CE, Cusick B, Sussman MD. Electromyographic investigation of extensor activity in cerebral-palsied children in different seating positions. *Dev Med Child Neurol*. Apr 1983;25(2):175-183.

28.   Rosenbaum P, Stewart D. The World Health Organization International Classification of Functioning, Disability, and Health: a model to guide clinical thinking, practice and research in the field of cerebral palsy. *Semin Pediatr Neurol*. Mar 2004;11(1):5-10.

29.   Palisano R, Rosenbaum P, Walter S, Russell D, Wood E, Galuppi B. Development and reliability of a system to classify gross motor function in children with cerebral palsy. *Dev Med Child Neurol*. Apr 1997;39(4):214-223.

30.   Stavness C. The effect of positioning for children with cerebral palsy on upper-extremity function: a review of the evidence. *Phys Occup Ther Pediatr*. 2006;26(3):39-53.

31.   Nijland R, van Wegen E, Verbunt J, van Wijk R, van Kordelaar J, Kwakkel G. A comparison of two validated tests for upper limb function after stroke: The Wolf Motor Function Test and the Action Research Arm Test. *J Rehabil Med*. Jul;42(7):694-696.

32.   Bohannon RW, Smith MB. Interrater reliability of a modified Ashworth scale of muscle spasticity. *Phys Ther*. Feb 1987;67(2):206-207.

33.   Jebsen RH, Taylor N, Trieschmann RB, Trotter MJ, Howard LA. An objective and standardized test of hand function. *Arch Phys Med Rehabil*. Jun 1969;50(6):311-319.

34.   Saavedra S, Woollacott M, van Donkelaar P. Head stability during quiet sitting in children with cerebral palsy: effect of vision and trunk support. *Exp Brain Res*. Sep 16 2009.

35.   Kuhnke N, Juenger H, Walther M, Berweck S, Mall V, Staudt M. Do patients with congenital hemiparesis and ipsilateral corticospinal projections respond differently to constraint-induced movement therapy? *Dev Med Child Neurol*. Dec 2008;50(12):898-903.

Abbildungsverzeichnis

Anhang

A.1. Jebsen-Taylor-Instruktionen

1. Karten: Fünf Karten wurden in einem Abstand von 5 cm vertikal auf dem JFT-Brett von nur einer Seite aufgelegt (linke Hand – linke Seite beginnend). Die Karten mußten umgedreht werden. Es bedurfte jedoch nach dem Umdrehen der Karten keine Genauigkeit, wie die Karten am Platz lagen.

   Instuktionen: „Lege deine linke Hand auf den Tisch. Wenn ich „los" sage, verwende deine linke Hand und drehe die Karten um, so schnell du kannst. Dreh sie um wie du willst. Sie müssen danach nicht ordentlich am Platz liegen." (Gleiche Instuktionen für dominante und nicht dominante Hand)

2. Kleinen Objekte: Eine Schüssel wurde vor der Testperson platziert, 12,7 cm vom Tisch entfernt. Die Reihenfolge für die linke Hand von der linken Seite im Abstand von 5 cm – 2 Büroklammern, 2 Bierdeckel, 2 Geldstücke. Die Zeitnehmung erfolgte vom „los" bis das letzte Stück in der Schüssel gelandet ist. Für die rechte Hand war das Prozedere seitenverkehrt.

   Instuktionen:" Gib deine linke Hand auf den Tisch. Wenn ich „los" sage, nimm diese Dinge der Reihe nach auf und gib sie, so schnell du kannst in die Schüssel. Beginn mit diesem hier. Hast du verstanden? Los!"

3. Simultanes Füttern: 5 Kidney-Bohnen, plaziert am Brett, der Länge nach aufgelegt, 12,7 cm vom Brettrand entfernt. Aufgelegt werden die Bohnen in einem Abstand von 5 cm an der aufgestellten Leiste des Brettes. Beginnend für die linke Hand mit der extrem linken. Mit einem handelsüblichen Kaffeelöffel werden die Bohnen einzeln mit dem Löffel in die Schüssel gegeben, die vor der Testperson steht.

Instruktionen: „Mit dem Löffel, gib die Bohnen in die vor dir stehende Schüssel. Eine nach der anderen, so schnell du kannst, nach dem Kommando „los". Hast du verstanden? Los!

4. Vier standardisierte Holzscheiben sind vor der Testperson in einer 0000 Konfiguration, in einem Abstand von 12,7 cm vom Tischrand entfernt aufgelegt. Nach dem „Los" wird ein Turm gebaut, jedoch die 4. Scheibe muss auf der dritten Scheibe nicht liegen bleiben.

   Instruktionen: „Platziere deine Hand auf dem Tisch. Wenn ich „los" sage, nimm diese Scheiben und baue einen Turm (vorzeigen). Du kannst mit irgendeiner Scheibe beginnen. Hast du verstanden? Los!"

5. Fünf leichte Dosen werden vor dem Brett aufgestellt, vom Tischrand 12,7 cm entfernt. In einem Abstand von 5 cm. Die Zeitnehmung erfolgt ab dem Wort „los". Das offene Ende kann nach unten schauen

   Instruktionen: „Lege deine Hand auf den Tisch. Wenn ich „los" sage, stelle diese Dose auf das Brett vor dir (vorzeigen). Beginn mit der extrem rechten/linken. Hast du verstanden? Los!"

6. Fünf 500g Dosen werden vor dem Brett gestellt, im Abstand von der Tischkante von 12,7 cm im Abstand von 5 cm. Die Zeitnehmung erfolgt ab dem Kommando „Los".

   Instruktionen: „Jetzt das Gleiche mit den schweren Dosen. Gib deine Hand auf den Tisch. Wenn ich „los" sage, stelle die Dosen so schnell du kannst auf das Brett, beginne mit dieser (auf die extrem rechte/linke zeigend) Hast du verstanden? Los!"

Abkürzungsverzeichnis

Abb	Abbildung
a_d_h	anterior dominante Hand
ASH	Ashworth Skala
a_nd_h	anterior nicht dominante Hand
ant.	anterior
b_d_h	Baseline dominante Hand
b_nd_h	Baseline nicht dominante Hand
cm	Zentimeter
COM	Center of mass
COP	Center of pressure
CP	cerebral Parese
CPG	central pattern generator
d.h.	das heißt
dipl. CP	diplegische cerebral Parese
FMRT	funktionelle Magnetresonanztomografie
Geschl.	Geschlecht
GMFT	Gross Motor Function Test
GMFCS	Gross Motor Function Classification System
HAM	Hüftextensoren
ICF	International Classification of Function
JTF	Jebsen Taylor Hand-Funktionstest
Ka_d_h	Karten dominante Hand
Ka_nd_h	Karten nicht dominante Hand
klO_d_h	kleine Objekte dominante Hand
klO_nd_h	kleine Objekte nicht dominante Hand
li/do	links dominant
lO_d_h	leichte Objekte dominante Hand
lO_nd_h	leichte Objekte nicht dominante Hand
m	männlich
MA	Magistratsabteilung
MT	Bewegungszeit
MW	Mittelwert
N	Teilnehmer
NE	Nackenextensoren

Normk.	Normkinder
p_d_h	posterior dominante Hand
p_nd_h	posterior nicht dominante Hand
post.	posterior
RT	Reaktionszeit
Re/do	rechts dominant
s	Sekunden
Sch_d_h	Scheiben dominante Hand
Sch_nd_h	Scheiben nicht dominante Hand
SchO_d_h	Schwere Objekte dominante Hand
SchO_nd_h	Schwere Objekte nicht dominante Hand
SCPE	Surveillance of cerebral palsy in Europe
SD	Standardabweichung
s.F._d_h	simuliertes Füttern dominante Hand
s.F._nd_h	simuliertes Füttern nicht dominante Hand
sit.sc.	sitting score
SPZ	Sonderpädagogische/körperbehinderten Schule
Stk.	Stück
tsc.	total score
unil. CP	unilaterale cerebral Parese
w	weiblich
WMFT	Wolf Motor Function Test
z.B.	zum Beispiel

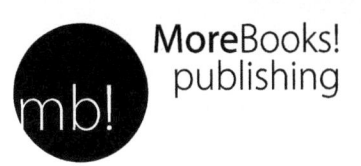
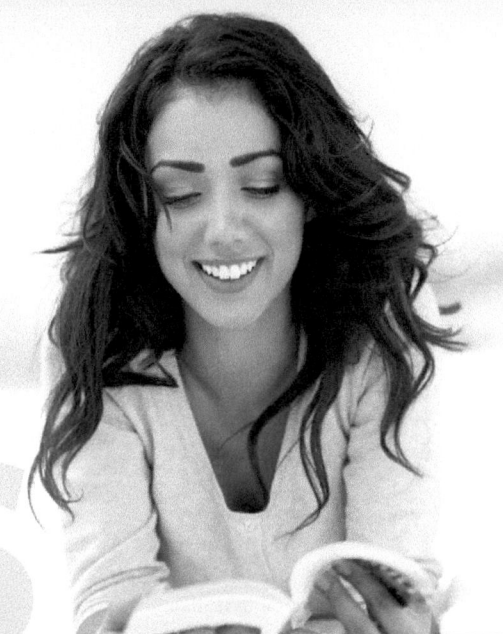
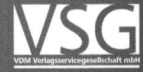

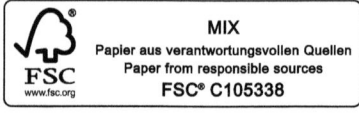